Alisa Leube

ulmer

Ätherische Öle Reise & Outdoor

Schnelle Hilfe für unterwegs

AF637917

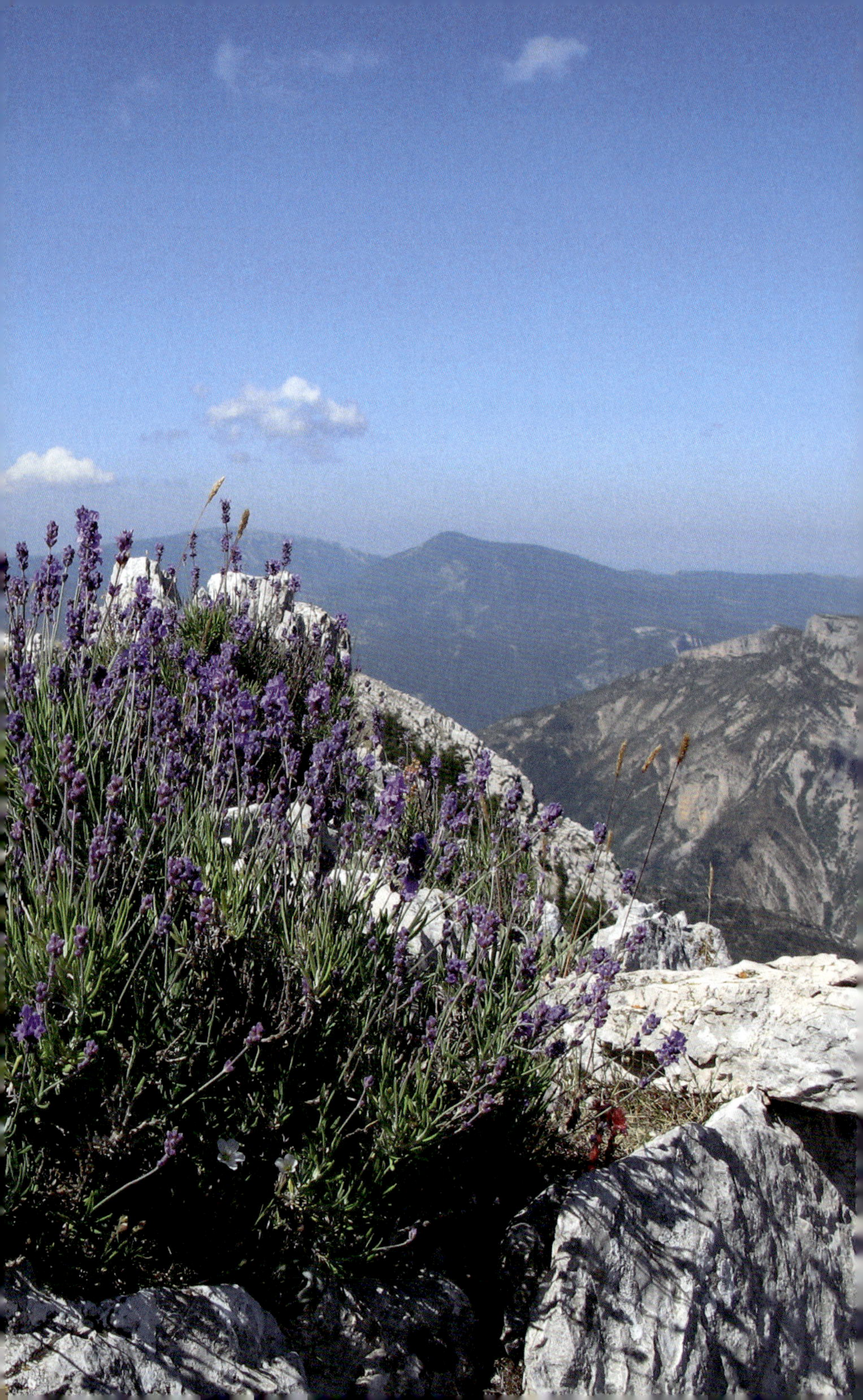

Darum, Mensch, sei zeitig weise,
pack die Koffer und verreise!

Wilhelm Busch

In Liebe für Ute und Konrad,
die mir das Reisefieber und
die Liebe zur Natur vererbt haben

Inhalt

Vorwort von Anusati Thumm

Wie oft haben mir ätherische Öle auf meinen Reisen in den vergangenen 35 Jahren gute Dienste geleistet! Ob es die 2–3 Tropfen Lavendelöl sind, die ich regelmäßig unterwegs auf fremde Kissen träufle, um mich etwas heimischer zu fühlen, ob es das Pfefferminzöl ist, das ich bei Kopfschmerzen und Migräne auf Schläfen und Nacken auftrage, oder ob ich Mückenstiche und kleine Wunden mit Teebaumöl versorge. Eindrücklich in Erinnerung geblieben ist mir ein Verkehrsunfall, bei dem ich von der Straße abkam und im Morgengrauen auf einem Acker stand und auf Hilfe wartete. Noch an Ort und Stelle habe ich ein paar Tropfen Neroliöl auf meinen Puls am Handgelenk aufgebracht, um mich zu beruhigen. In lebhafter Erinnerung ist mir auch eine wenig angenehme Begegnung mit einer Qualle beim Schwimmen im Mittelmeer geblieben. Lavendel- und Pfefferminzöl leisteten mir zur Linderung meiner Schmerzen danach gute Dienste, indem ich damit meine brennenden Hautstellen behandelte.

Ätherische Öle sind aus meinem Reisegepäck und meiner Handtasche nicht wegzudenken. Um das Gewicht meines Gepäcks zu reduzieren, fülle ich sie gerne in 1-ml-Fläschchen ab und verwahre sie in einer kleinen Stofftasche.

Was in dem mittlerweile umfangreichen Angebot an Aromaliteratur bisher fehlte, war tatsächlich ein kompakter Ratgeber für kleine und große Reisen. Diese Lücke hat Alisa Leube, die es liebt unterwegs zu sein, mit dem vorliegenden Buch gefüllt. Und es freut mich ganz besonders, dass sie dem Thema „Frausein auf Reisen" ein eigenes Kapitel eingeräumt hat, in dem sie speziell auf weibliche Bedürfnisse eingeht.

Ich wünsche allen Leser*innen eine gute Reise!

Anusati Thumm, Februar 2022

Einleitung

Sachen schon gepackt? Vermutlich hältst du dieses Buch in den Händen, weil du – wie ich – eine Abenteurerseele in dir trägst und den lebendigen Zauber des Reisens liebst. Weil du es genießt, in Bewegung zu sein, neue Welten zu entdecken oder deine Seele in der kraftvollen Präsenz der Natur baumeln zu lassen. Weil du den Mut hast, dem Unbekannten zu begegnen und die magischen Räume außerhalb deiner Komfortzone zu erforschen. Und weil du neugierig bist, warum ich es für eine so grandiose Idee halte, immer ein paar ätherische Öle im Gepäck dabei zu haben – auch wenn du damit vielleicht bisher nicht viel zu tun hattest. Ich bin mit ätherischen Ölen aufgewachsen und durfte in den letzten Jahrzehnten viel Erfahrung damit sammeln, wie uns diese duftenden Naturschätze in den unterschiedlichsten Lebenslagen wirksam zur Seite stehen können.

Unser Immunsystem ist unterwegs besonders beansprucht durch hygienische Bedingungen, Schlafmangel, Verdauungsprobleme sowie psychische Belastungen, die wir in ungewohnten Situationen außerhalb unserer alltäglichen Welt erleben. Wir sind anfälliger für Krankheitserreger und reagieren auf äußere Einflüsse schneller mit Beschwerden. Die ungewohnte Klimaanlage im Flieger beschert uns Halsweh, der Bauch grummelt nach einem mutigen kulinarischen Experiment oder wir spüren eine anschleichende Blasenentzündung. Im Ausland begegnen uns oft fremdartige Keime, gegen die unsere Abwehrkräfte zunächst nicht gewappnet sind. In solch herausfordernden Momenten kann es sich auf Reisen nahezu lebensrettend anfühlen, ein paar vertraute Dufthelfer im Gepäck zu haben. Als vielseitige Alleskönner sind ätherische Öle die perfekten Reisebegleiter, die neben kraftvoller Gesundheitsvorsorge auch schnelle und zuverlässige Hilfe bei kleinen Notfällen leisten.

Mit diesem Buch lege ich dir einen praktischen Leitfaden in die Hand, wie du dich unterwegs mit einfachen Mitteln um dein Wohlbefinden und deine Gesundheit kümmern kannst. Es beginnt mit einer kurzen Einführung in die Aromatherapie und einer Orientierungshilfe zum sicheren Dosieren ätherischer Öle. Im Hauptteil des Buches findest du wirksame Rezepturen und praktische Anwendungstipps für das Reiseleben – von duftenden Helfern gegen Reiseübelkeit und Flugangst bis hin zur schnellen Wundversorgung und minimalistischen Körperpflege. Auf der letzten Buchseite sind wertvolle Tipps zur „schnellen Hilfe" in kleinen Notfallsituationen auf einen Blick zusammengefasst. Viel Freude beim Ausprobieren und gute Reise!

Alisa Leube

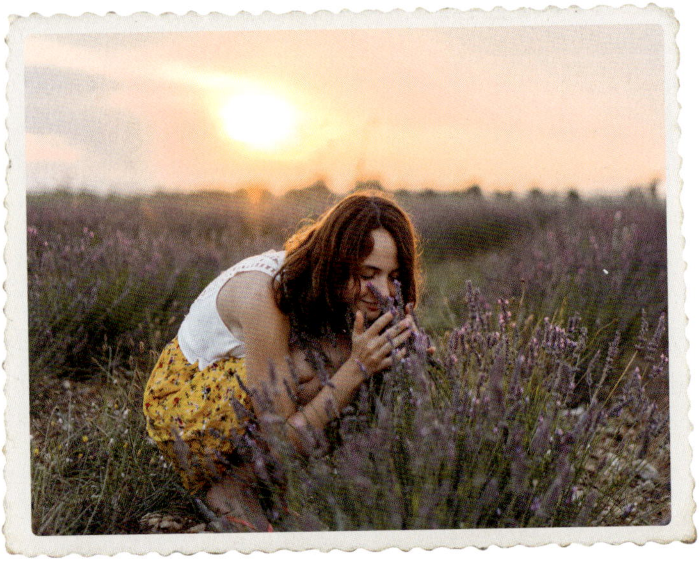

Kraft der Aromatherapie

Die Natur ist die beste Apotheke

Sebastian Kneipp

Die Aromatherapie gilt als wirksame, naturheilkundliche Komplementärmedizin, in der neben den intensiv duftenden ätherischen Ölen auch mit den sanft wirkenden Pflanzenwässern und den hautpflegenden fetten Pflanzenölen gearbeitet wird. Alle drei Substanzen werden aus unterschiedlichen Teilen altbewährter Heil- und Duftpflanzen gewonnen. Das komplexe Zusammenspiel dieser hochwirksamen Stoffe kann die Selbstheilungskräfte des Körpers steigern, unsere Psyche positiv beeinflussen und das allgemeine Wohlbefinden fördern. Aromatherapie wird vorrangig zur Gesundheitsvorsorge, zur psychischen Stärkung, in der Körperpflege und für das Beduften von Räumen eingesetzt. Darüber hinaus kann sie schnelle Hilfe bei akuten Beschwerden auf körperlicher oder psychischer Ebene bieten.

Durch selbstgemachte Mischungen nutzen wir die Kraft der Natur, indem wir die unterschiedlichen Zutaten miteinander kombinieren und sie für unser aktuelles Bedürfnis anpassen. So haben die duftenden Pflanzenschätze eine tiefe, ganzheitliche Wirkung auf Körper, Geist und Seele.

Ätherische Öle

Ätherische Öle sind ein Stoffwechselprodukt bestimmter Duft- und Heilpflanzen und meistens auch für deren charakteristischen Duft verantwortlich. Sie können in Blüten, Blättern, Samen, Früchten oder Wurzeln dieser Pflanzen vorkommen und erfüllen unterschiedliche Aufgaben. Manche ätherische Öle schützen beispielsweise die Pflanze vor äußeren Einflüssen wie Schädlingen,

Krankheiten, Hitze oder Kälte, während andere Öle mit ihrem Duft Insekten anlocken.

Die Gewinnung der Öle erfolgt durch unterschiedliche, aufwendige Methoden, z. B. durch Wasserdampfdestillation. Alle ätherischen Öle unterscheiden sich hinsichtlich ihres Dufts, ihrer Konsistenz und ihrer Farbgebung. Das Wort „ätherisch“ stammt aus dem Griechischen und bedeutet so viel wie „himmlisch“ oder „feinstofflich”, was auf die Flüchtigkeit der Substanzen hindeutet. Aufgrund ihrer komplexen chemischen Zusammensetzung gelten ätherische Öle als hochpotente Vielstoffgemische. Alle Inhaltsstoffe eines Öls haben ihre einzigartigen Wirkweisen, die jedoch erst im komplexen Zusammenspiel miteinander ihre volle Heilkraft entfalten. Um diesen kostbaren Synergieeffekt der Natur zu bewahren und ein sogenanntes „naturreines“ ätherisches Öl zu erhalten, sollte der gesamte Gewinnungsprozess so schonend und fachkundig wie möglich durchgeführt werden, ohne künstlich in die chemische Beschaffenheit des Öls einzugreifen.

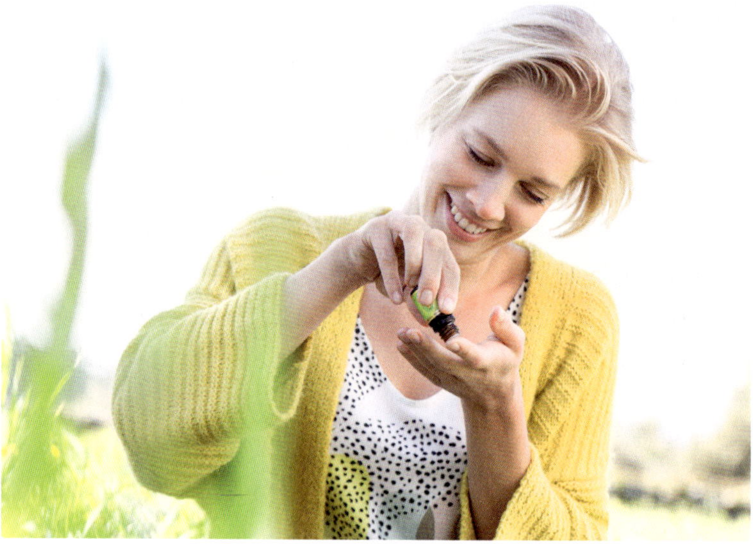

Einkaufstipps & Produktqualität

Ätherische Öle, fette Pflanzenöle und Pflanzenwässer sind in unterschiedlichen Qualitäten und Preisgefügen beziehbar, weshalb beim Produktkauf unbedingt auf bestimmte Qualitätsmerkmale geachtet werden sollte. Anbaustandort, Klima, Bodenqualität, Saatgut, Anbaumethode sowie fachkundige Ernte- und Gewinnungsverfahren sind entscheidende Faktoren für die spätere Wertigkeit und Heilwirkung des Produktes. Durch kontrollierte Wildsammlung (z. B. Fair Wild), kontrolliert biologischen Anbau (kbA) oder biologisch-dynamischen Anbau (z. B. Demeter) wird die bestmögliche Qualität erzielt. Vertrauenswürdige Hersteller stehen zudem in möglichst direktem Kontakt zu ihren Anbaupartnern, um die Transparenz und Qualität der gesamten Herstellungskette zu garantieren. Vor jeder Abfüllung einer neuen Charge werden aufwendige Verfahren hinsichtlich der Inhaltsstoffe und möglicher Pestizidbelastung durchgeführt. Analysezertifikate liegen dem Hersteller vor und können vom Kunden eingesehen oder angefordert werden.

Neben hochwertigen ätherischen Ölen aus nachhaltigem Anbau sind auch Erzeugnisse aus konventionellem Anbau erhältlich, die eventuell in Massenproduktion und ohne Rücksicht auf Umwelt oder fairen Handel hergestellt werden. Insbesondere in der Gruppe der Zitrusschalenöle können konventionell produzierte Öle stark belastet sein. Synthetische oder „naturidentische" Öle sollten nicht verwendet werden, da ihre inhaltsstoffliche Zusammensetzung im Labor erzeugt oder angepasst wurde. Vertrauenswürdige Hersteller geben stets wertvolle Orientierung durch ausführliche Angaben auf dem jeweiligen Etikett. Sind folgende Angaben auf dem Produkt zu finden, kannst du es mit einem gutem Gefühl kaufen.

Diese Angaben sollten mindestens auf dem Etikett eines hochwertigen ätherischen Öls zu finden sein:

- *Botanischer Name*
- *Verwendeter Pflanzenteil*
- *Herkunftsland*
- *Anbaumethode, Gewinnungsverfahren*
- *Angabe „100 % naturrein"*
- *Qualitäts-Zertifizierung unabhängiger Prüfstellen*
- *Liste der Inhaltsstoffe / INCI*
- *Angabe eventueller Verdünnung*
- *Füllmenge*
- *Chargennummer*
- *Gesetzlich vorgeschriebene Deklaration als Kosmetikum, Bedarfsgegenstand oder Lebensmittel*
- *Kontakt des Herstellers*

Richtiger Umgang

Ätherische Öle sind hochkonzentrierte Substanzen und bedürfen achtsamer und sachkundiger Anwendung:

- *Lagerung bei Raumtemperatur und lichtgeschützt (z. B. in einer Braunglasflasche).*
- *Vor Kindern geschützt aufbewahren und auf kindersichere Verschlüsse achten.*
- *Flasche bei der Anwendung baldmöglichst wieder verschließen, um Oxidation durch Sauerstoffkontakt zu vermeiden und eine möglichst lange Haltbarkeit zu sichern.*

- *Mit wenigen Ausnahmen (z. B. Lavendel fein, Teebaum, Pfefferminze) sollten ätherische Öle zur Anwendung auf der Haut immer mit Pflanzenöl oder -wasser verdünnt werden, um möglichen Haut- oder Schleimhautreizungen vorzubeugen.*
- *Zur Anwendung auf der Haut immer auf die Haltbarkeit des Produkts achten. Eigene Mischungen sollten in der Regel innerhalb von 6 Monaten verbraucht werden.*
- *Bei empfindlicher Haut oder Verdacht auf Allergien vorher einen Verträglichkeitstest durchführen.*
- *Direkten Kontakt mit Augen und Schleimhäuten vermeiden. Bei versehentlichem Kontakt sofort gründlich mit Wasser ausspülen.*
- *Innere Einnahme nur mit therapeutischer Begleitung. Zum Kochen können ätherische Öle gering dosiert verwendet werden. Hierbei geprüfte Rezepte verwenden und auf Bio-Qualität achten.*

Verträglichkeitstest
2–3 Tropfen des ätherischen Öls in 1 EL Pflanzenöl (z. B. Mandelöl) mischen. Eine kleine Menge der Mischung in der Armbeuge auftragen. Wenn nach 10–20 Minuten keine Hautreaktion auftritt, kann das Öl in fachgerechter Dosierung bedenkenlos in eigenen Mischungen verwendet werden.

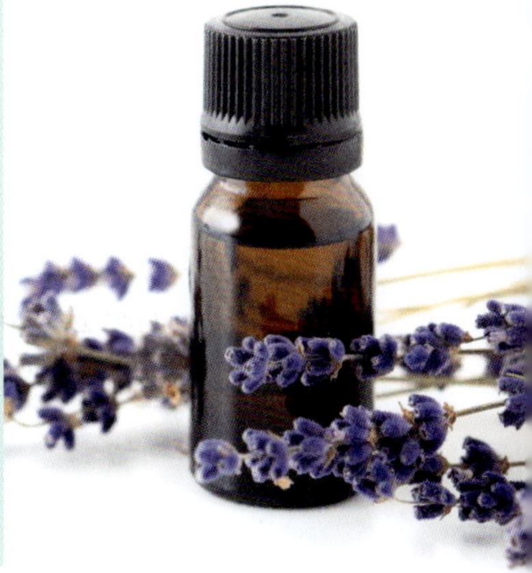

Sichere Dosierung

Zur Anwendung auf der Haut werden ätherische Öle in der Regel immer mit einem hochwertigen Pflanzenöl bzw. -wasser verdünnt. In den meisten Mischungen liegt der Anteil des ätherischen Öls zwischen 0,25 % und 3 %. Da ätherische Öle unterschiedliche Konsistenz haben, kann sich bei der Dosierung die Tropfenzahl von Öl zu Öl leicht unterscheiden. Manche Öle sind flüssig wie Wasser, andere so zähflüssig wie Honig. Als Faustregel lässt sich gut merken, dass eine 1-%-Mischung etwa 20 bis 25 Tropfen (ca. 1 ml) ätherischem Öl in 100 ml Trägeröl (z. B. Mandelöl) entspricht. Die Tabelle erleichtert das Dosieren je nach Alter und Anwendungsgebiet.

Dosierung für die Hautanwendung

Ätherisches Öl (Anteil in %)	**Anwendungsgebiet**	**Maximale Dosierung in Tropfen**			
0,25 %	Säuglinge (0–12 M.), Gesichtspflege, sehr empfindliche Haut		1	2	5
0,5 %	Kleinkinder (1–2 J.), Schwangere, Gesichtspflege	1	3	5	10
1 %	Kinder (3–6 J.), Körper- & Massageöle	2	6	10	20
2 %	Teilkörperanwendungen, Kompressen, Wickel	4	12	20	40
3 %	Kurzzeitige Teilkörperanwendungen	6	18	30	60
	Pflanzenöl (Trägeröl) oder Pflanzenwasser	**10 ml**	**30 ml**	**50 ml**	**100 ml**

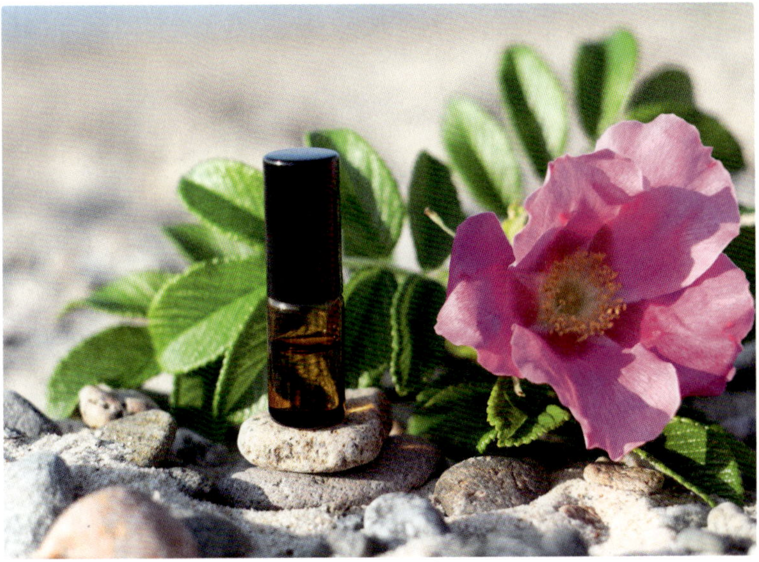

Die wichtigsten Reiseöle

Damit du für deine Reisen nicht die gesamte Hausapotheke einpacken musst, stelle ich dir im Folgenden eine Auswahl an Ölen vor, mit denen du während deiner Abenteuer bestens versorgt bist. Die ideale Zusammenstellung ist aber auch immer von der aktuellen Reisesituation, dem Reiseland, der aktuellen Jahreszeit, deinen Duftvorlieben und vor allem von deinen persönlichen gesundheitlichen Voraussetzungen abhängig.

Nachfolgend stelle ich dir meine Top 5 ätherischen Öle ausführlicher vor, die in keiner Reiseapotheke fehlen sollten. Sie sind vergleichsweise preisgünstig und bieten vielfältige Anwendungsmöglichkeiten. Zusätzlich lohnt es sich, eine paar ausgewählte Mischungen dabei zu haben. Eine Liste der ätherischen Öle für die Rezepturen in diesem Buch befindet sich inseitig der Klappen.

Ätherische Öle – Top 5

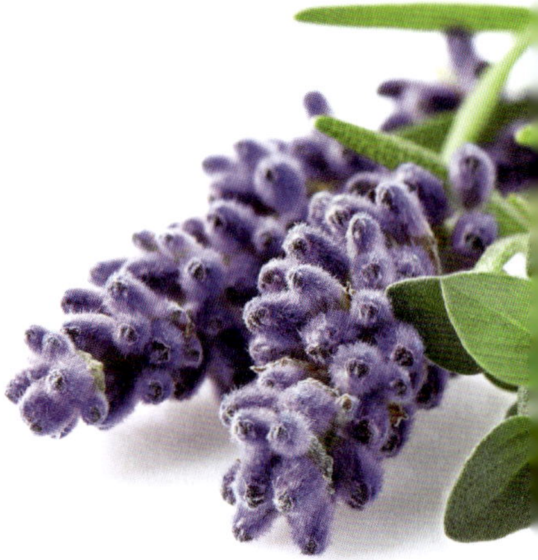

TOP 1 | Erste Hilfe & Entspannung

Lavendel fein

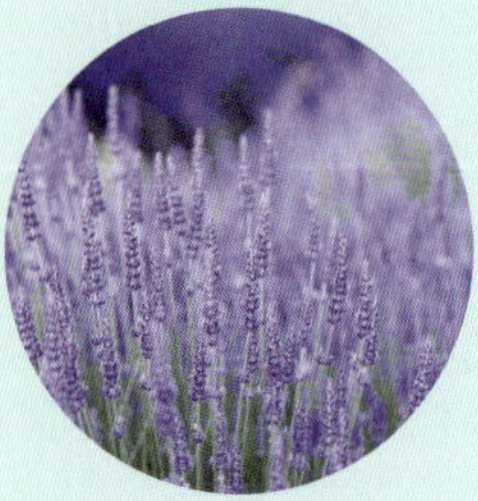

Botanischer Name:
Lavandula angustifolia

Pflanzenfamilie:
Lamiaceae (Lippenblütengewächse)

Herkunft:
Frankreich, Italien

Duftprofil:
Blumig, klar, krautig, süß

TOP 2 | Hautretter & Immunstärkung

Manuka

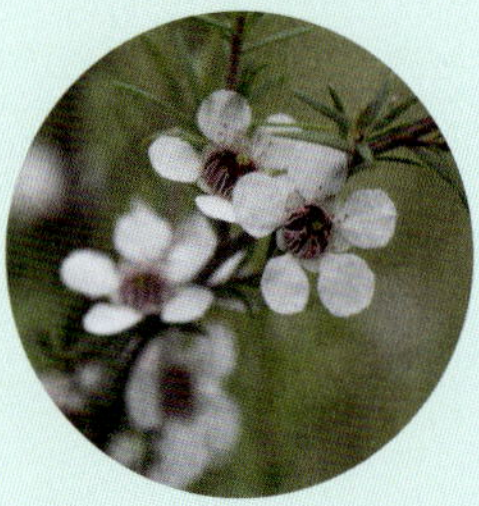

Botanischer Name:
Leptospermum scoparium

Pflanzenfamilie:
Myrtaceae (Myrtengewächse)

Herkunft:
Australien, Neuseeland

Duftprofil:
Holzig, krautig, warm, würzig

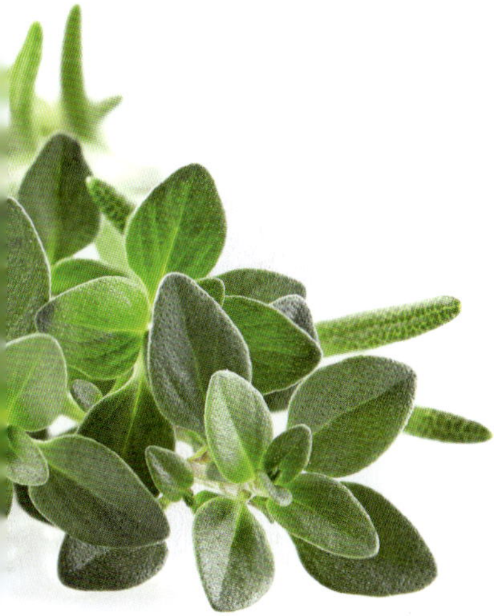

Körperliche Wirkung | antiviral, antibakteriell, antimykotisch, blutstillend, blutdruckregulierend, entzündungshemmend, fiebersenkend, hautregenerierend, immunmodulierend, juckreizlindernd, krampflösend, schmerzlindernd, wundheilend

Psychische Wirkung | aufbauend, ausgleichend, beruhigend, schlaffördernd, stresslösend

Körperliche Anwendung | Blasenentzündung, Entzündungen, Fieber, Hautirritationen, hoher Blutdruck, Juckreiz, Schmerzen, Sonnenbrand, Pilzinfektionen, Verbrennungen, Wunden | zur Blutstillung, Desinfektion, Insektenabwehr, Narbenpflege, Wundversorgung

Psychische Anwendung | Angst, Anspannung, Gedankenkarussell, Nervosität, Schlafprobleme, Stress

Körperliche Wirkung | (stark) antibakteriell, antihistaminisch, antimykotisch, antiviral, entzündungshemmend, haut- und schleimhautregenerierend, immunmodulierend, juckreizlindernd, schmerzlindernd, wundheilend

Psychische Wirkung | entspannend, erdend, schützend, stabilisierend, stärkend, stresslösend

Körperliche Anwendung | Akne, Erkältungs- & Atemwegserkrankungen, Heuschnupfen, Hautkrankheiten, Juckreiz, Neurodermitis, Pilzinfektionen | zur Immunstärkung, Insektenabwehr, Desinfektion, Wundversorgung

Psychische Anwendung | innere Unruhe, Überforderung, seelisches Ungleichgewicht, Stress

TOP 3 | Schmerzhelfer, Klarheit & Erfrischung

Pfefferminze

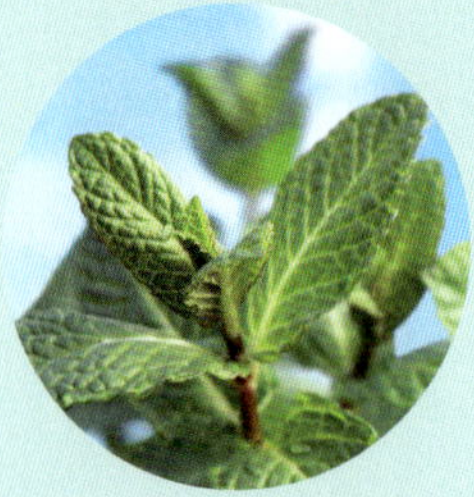

Botanischer Name:
Mentha x piperita

Pflanzenfamilie:
Lamiaceae (Lippenblütengewächse)

Herkunft:
Indien, Italien

Duftprofil:
Frisch, klar, kühl, strahlend

TOP 4 | Hygiene, Vitalität & Lebensfreude

Zitrone

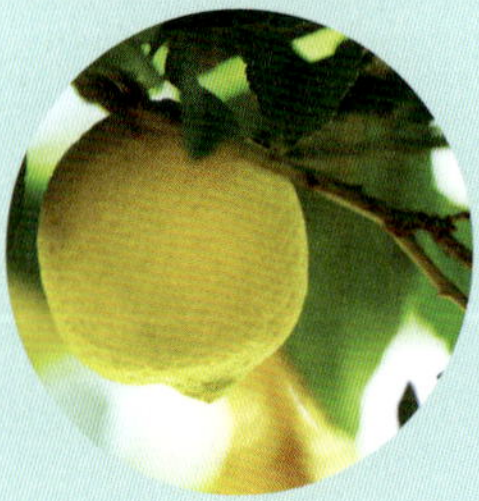

Botanischer Name:
Citrus limon

Pflanzenfamilie:
Rutaceae (Rautengewächse)

Herkunft:
Argentinien, Italien

Duftprofil:
Frisch, fruchtig, spritzig

TOP 5 | Seelenstärkung & Erkältungshelfer

Lorbeerblätter

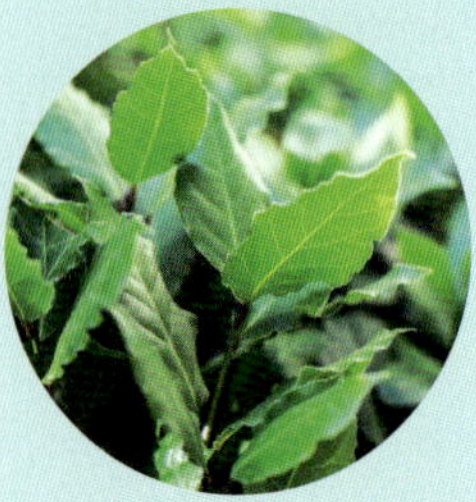

Botanischer Name:
Laurus nobilis

Pflanzenfamilie:
Lauraceae (Lorbeergewächse)

Herkunft:
Bosnien, Frankreich, Marokko

Duftprofil:
Frisch, klar, würzig, hell

Körperliche Wirkung | antibakteriell, antimykotisch, antiviral, durchblutungsfördernd, entzündungshemmend, erfrischend, fiebersenkend, juckreizstillend, kühlend, krampflösend, schleimlösend, schmerzlindernd, verdauungsfördernd, wundheilend

Psychische Wirkung | aktivierend, belebend, erfrischend, klärend, konzentrationsfördernd, stärkend

Körperliche Anwendung | Akne, Erkältung, Fieber, Insektenstiche, Juckreiz, Kopfweh, Migräne, Muskelbeschwerden, Schmerz, Schnupfen, Übelkeit, Verdauungsbeschwerden, Wunden

Psychische Anwendung | Antriebslosigkeit, Erschöpfung, Konzentrationsschwäche, Müdigkeit

Körperliche Wirkung | antibakteriell, antiviral, (stark) desinfizierend, entzündungshemmend, fiebersenkend, hautstraffend, immunmodulierend, lymphflussfördernd, raumluftreinigend

Psychische Wirkung | aktivierend, anregend, erfrischend, klärend, konzentrationsfördernd, motivierend, stimmungsaufhellend

Körperliche Anwendung | Erkältung, Fieber, Kopfweh, Übelkeit | zur Desinfektion, Haushaltshygiene, Immunstärkung, Raumluftreinigung

Psychische Anwendung | Antriebslosigkeit, Erschöpfung, Konzentrationsschwäche, Müdigkeit, Stimmungstiefs

Körperliche Wirkung | antibakteriell, antimykotisch, antiviral, auswurffördernd, entgiftend, entzündungshemmend, immunmodulierend, krampflösend, lymphflussfördernd, schleimlösend, schmerzlindernd

Psychische Wirkung | aktivierend, aufrichtend, ermutigend, klärend, konzentrationsfördernd, motivierend, stärkend, stimmungsaufhellend

Körperliche Anwendung | Akne, Asthma, Bronchitis, Erkältung, geschwollene Lymphknoten, Halsweh, Hautirritationen, Muskel- & Gelenkbeschwerden, Pilzinfektionen, Schnupfen, Schmerzen, Sinusitis

Psychische Anwendung | Ängste, Antriebslosigkeit, Burnout, Lebensübergänge, Prüfungsangst, Leistungsdruck, Selbstzweifel, Stimmungstiefs

Pflanzenöle – Trägeröle für eigene Mischungen

Pflanzenöle – auch fette Öle, Basis- oder Trägeröle genannt – sind die ideale Basis für Mischungen mit ätherischen Ölen. Sie werden durch schonende Kaltpressung aus verschiedenen Pflanzenteilen wie Samen, Nüssen oder dem Fruchtfleisch gewonnen. Eine Besonderheit ist die sogenannte Mazeration, ein Verfahren, das man z. B. zur Herstellung von Johanniskrautöl anwendet. Bei der Mazeration werden ausgewählte Pflanzenteile für mehrere Wochen in ein Trägeröl (z. B. Olivenöl) gelegt, wobei die fettlöslichen Inhaltsstoffe der Heilpflanze in das Öl übergehen.

Pflanzenöle ähneln den natürlichen Bestandteilen des Hautfetts und können deshalb tief in die Haut eindringen. Sie fördern die Zellregeneration, stärken die natürliche Schutzbarriere der Haut und unterstützen ihre entgiftende Stoffwechselfunktion. Die Wirkung der fetten Pflanzenöle wird von ihrem individuellen Fettsäurespektrum und den sogenannten Fettbegleitstoffen wie Pflanzenfarbstoffen, Spurenelementen und Vitaminen beeinflusst.

Als Grundausstattung empfehle ich für die Reise ein neutrales Trägeröl (z. B. Mandel-, Jojoba- oder Aprikosenkernöl). Damit lassen sich alle Mischungen herstellen, die in diesem Buch beschrieben sind. Man kann sich unterwegs auch ein natives Pflanzenöl aus dem lokalen Supermarkt holen. In diesem Fall greift man am besten zu einem möglichst geruchsneutralen und hochwertigen Bio-Öl.

Einkaufstipps | Hochwertige Pflanzenöle sind kaltgepresst und nativ (naturbelassen). Nur so enthalten sie noch die ursprünglichen Inhaltsstoffe.

In der nachfolgenden Tabelle findest du ausgewählte Pflanzenöle (Trägeröle), die sich besonders für Mischungen auf Reisen, für sportliche Aktivitäten sowie für Outdoor-Rezepturen bewährt haben.

Pflanzenöl (Trägeröl)	Eigenschaften // Anwendung
Aloe-Vera-Öl	Feuchtigkeitsbewahrend, hautberuhigend, kühlend // Hautirritationen, Sonnenbrand
Aprikosenkernöl	Entzündungshemmend, feuchtigkeitsbewahrend, fördert Hautelastizität // empfindliche, gereizte Haut
Arganöl	Feuchtigkeitsbewahrend, hautregenerierend, straffend // Anti-Aging-Gesichtspflege, Haarpflege
Calendulaöl	Entzündungshemmend, stärkend, wärmend, wundheilend // Hautirritationen, sensible Haut
Johanniskrautöl	Durchblutungsfördernd, entzündungshemmend, schmerzlindernd, wärmend // Muskeln & Gelenke, Prellungen, Stauchungen, Verspannungen
Jojobaöl	Flüssiges Pflanzenwachs, feuchtigkeitsbewahrend, lange haltbar, pflegend, schützend // Juckreiz, Massage, Roll-Ons, Sonnenschutz
Kokosbutter	Insektenabwehrend, juckreizlindernd, kühlend // Insektenabwehr, rissige Hände & Füße, Sonnenschutz, Salben & Balsame
Mandelöl	Feuchtigkeitsbewahrend, hautberuhigend, juckreizlindernd, regenerierend, schützend // Baby- & Kinderpflege, empfindliche Haut, Massage
Sanddornfruchtfleischöl	Antiallergisch, entkrampfend, entzündungshemmend, hautregenerierend, immunstärkend, magenstärkend, schmerzlindernd // Sonnenbrand, Verbrennungen ➤ Achtung: färbt!
Schwarzkümmelöl	Antiallergisch, antiviral, feuchtigkeitsbewahrend, hautstärkend, immunstärkend // Heuschnupfen, stärkt Haut & Schleimhäute, Zeckenabwehr
Sesamöl	Durchblutungsfördernd, entgiftend, entstauend, wärmend // Detox, Haarpflege, Muskeln & Gelenke, Sonnenschutz
Sheabutter	Hautberuhigend, pflegend, regenerierend, schützend // empfindliche & trockene Haut, Kälte- & Hitzeschutz, Salben & Balsame
Wildrosenöl	Entzündungshemmend, hautregenerierend, straffend // Anti-Aging-Gesichtspflege, Hautunreinheiten, Narbenpflege

Pflanzenwässer – Naturkraft zum Sprühen

Duftende Pflanzenwässer (Hydrolate) entstehen als kostbares Nebenprodukt der Wasserdampfdestillation von Duft- und Heilpflanzen, die primär zur Gewinnung ätherischer Öle eingesetzt wird. Hydrolat und ätherisches Öl, die aus ein und derselben Pflanze gewonnen wurden, unterscheiden sich in ihrer chemischen Zusammensetzung sowie in Wirkung und Duft. Anders als im ätherischen Öl, das hauptsächlich aus den fettlöslichen Inhaltsstoffen der Pflanze besteht, sind im Hydrolat zum Großteil die wasserlöslichen Inhaltsstoffe enthalten. In echten Pflanzenwässern ist nur ein sehr geringer Anteil (unter 1 %) ätherischen Öls zu finden.

Bisher waren Pflanzenwässer nur selten Bestandteil wissenschaftlicher Forschung. In der Naturheilkunde werden sie allerdings seit Jahrtausenden bei diversen Beschwerden mit großem Erfolg eingesetzt. Pflanzenwässer bieten erstaunlich vielfältige Anwendungsmöglichkeiten und stellen eine ideale Basis für Mischungen mit ätherischen Ölen und Pflanzenölen dar. Die milden, aromatischen Wässer sind sehr hautfreundlich und werden meist auch von Allergiker*innen gut vertragen. Als sanfte Form der Aromatherapie haben sie sich besonders bei empfindlicher Haut und allerlei Hautbeschwerden bewährt. Sie werden häufig in der Baby-, Gesichts- und Körperpflege eingesetzt und können ganz einfach direkt auf die Haut gesprüht werden. Hydrolate empfehlen sich außerdem für die Herstellung von Parfüms, Kompressen und Wickeln.

Mit einem in der Regel leicht sauren pH-Wert (ca. 5,5) unterstützen sie den natürlichen Säureschutzmantel der Haut, der für die Abwehr von Krankheitserregern zuständig ist. Viele Hydrolate wirken außerdem entzündungshemmend und haben sich als sehr effektiv bei Hautbeschwerden wie Neurodermitis oder Gürtelrose bewiesen.

Echte Hydrolate neigen zu frühzeitiger Verkeimung und werden oft vom Hersteller mit ein wenig Alkohol (max. 15 %) konserviert. Diese natürliche Maßnahme ist für gesunde Haut unbedenklich und normalerweise gut verträglich. Der Alkoholgehalt sollte jedoch 20 % nicht übersteigen. Zur Anwendung bei Säuglingen (< 12 M.) nur Hydrolate ohne Alkoholzugabe verwenden.

Einkaufstipps | Nur ein durch Wasserdampfdestillation gewonnenes, echtes Hydrolat enthält die einzigartigen, wasserlöslichen Wirkstoffe der Pflanze.

Pflanzenwässer (Hydrolate)	Eigenschaften // Anwendung
Hamameliswasser	Entzündungshemmend, juckreizlindernd, venenstärkend // Gesichtspflege, Gurgelwässer, Hautunreinheiten, Hautentzündungen, Venenleiden, Zahnfleischbluten
Immortellenwasser	Abschwellend, entzündungshemmend, schmerzlindernd // Blutergüsse, Entzündungen, Muskelkater, Prellungen, stumpfe Verletzungen
Lavendelwasser	Entzündungshemmend, hautberuhigend, juckreizlindernd // Entzündungen, Hautirritationen, Insektenstiche, Juckreiz, Sonnenbrand
Orangenblütenwasser	Hautregenerierend und -beruhigend, hormonmodulierend, psychisch entspannend und angstlösend // Ängste, Hautirritationen, Hitzewallungen, innere Unruhe, Schock
Pfefferminzwasser	Erfrischend, juckreizlindernd, kühlend konzentrationsfördernd, schmerzlindernd // Hitzewallungen, Juckreiz, Kopfweh, Mundpflege, PMS, Schmerzen, schwere Beine, Schwindel
Rosenwasser	Antibakteriell, antimykotisch, entzündungshemmend, juckreizlindernd, wundheilend, tröstend // Ängste, Augenirritationen, Kummer, PMS, trockene Haut & Schleimhäute

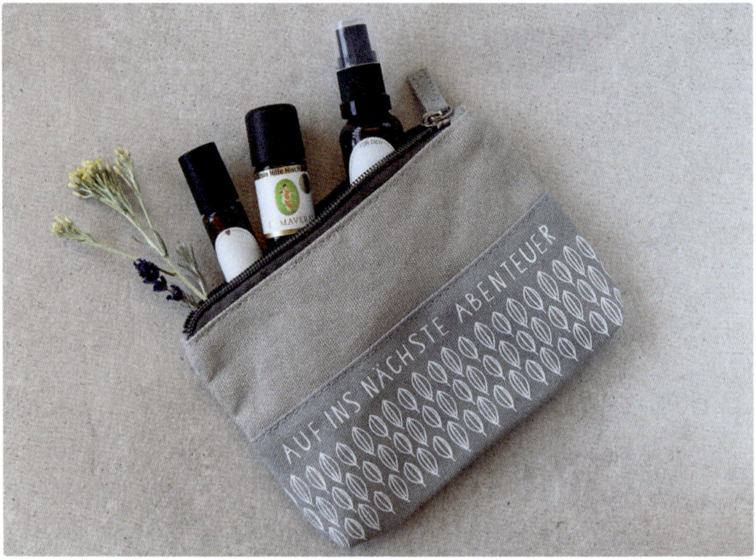

Anwendungsformen TO GO

Das Leben ist eine Reise

Nimm nicht zu viel Gepäck mit

Billy Idol

Die Anwendung ätherischer Öle auf Reisen muss besonders einfach, pragmatisch und unkompliziert sein. Oft fehlen uns Utensilien, die wir zuhause üblicherweise zur Hand haben. Oder die Situation erfordert schnelle Hilfestellung und erlaubt keine lange Vorbereitung. Für die Aufbewahrung bieten sich gut verschließbare, leichte Gefäße in kleinen Größen an. Diese sollten immer aus eingefärbtem Glas bestehen, um größtmögliche Haltbarkeit zu garantieren. Bei Wanderungen oder Flugreisen verzichtest du am besten auf große Mengen von flüssigen Pflegeprodukten. Beispielsweise lohnt sich die Herstellung einer festen Haarseife oder hochkonzentrierter Grundmischungen aus ätherischen Ölen, die du nach Bedarf vor Ort entsprechend verdünnen kannst. Ich stelle im Folgenden einige praktische Anwendungen vor, die sich für das Reisen mit leichtem Gepäck hervorragend eignen.

Duft- & Grundmischungen

Hiermit sind Mischungen gemeint, die ausschließlich aus unverdünnten ätherischen Ölen bestehen. Das können zum einen Duftmischungen sein, die zur Raumbeduftung verwendet werden und bei denen es primär um die Duftwirkung geht. Zum anderen sind hier sogenannte Synergiemischungen gemeint (z. B. Grundmischung „Allround-Helfer" auf S. 60), deren Wirkweise über den Duft hinausgeht. Dafür werden ausgewählte ätherische Öle miteinander kombiniert, die sich in ihrem Wirkspektrum zu wahren Kraftpaketen ergänzen. Eine solche hochpotente Grundmischung ist ideal für die Reise, weil sie wenig Platz im Gepäck wegnimmt. Erst bei akutem Bedarf kann sie unterwegs mit hochwertigen Pflanzenölen oder -wässern verdünnt werden, die vor Ort zu kaufen sind. Alle Synergiemischungen in diesem Buch sind mit einem farbigen Halbkreis hervorgehoben, damit du sie auf einen Blick erkennen kannst. Je leichter das Gepäck auf Reisen sein soll, desto sinnvoller ist es, auf diese vielfältig einsetzbaren Grundmischungen zurückzugreifen.

Riechstifte

Der Riechstift, auch Inhalationsstift oder Aroma-Stick genannt, ist eine geniale Methode, einen Duft ganz einfach in der Hosentasche mitzunehmen. Er ist besonders leicht und enthält keine Flüssigkeit, weshalb du ihn auf Flugreisen problemlos im Handgepäck verstauen kannst. Der Stift besteht aus einer mit einem

Duftvlies befüllten Plastikhülse mit passendem Deckel. Für die Anwendung werden 1–3 Tropfen ätherischen Öls oder einer Duftmischung benötigt, die direkt auf das Vlies gegeben werden. Bei Bedarf hält man den Riechstift einfach ans Nasenloch und atmet tief ein. Aus hygienischen Gründen sollte ein Riechstifte nicht von mehreren Personen verwendet werden.

Vielfältige Duftträger

Um Düfte in naher Umgebung zu verbreiten, können 3–5 Tropfen eines ätherischen Öls oder einer Duftmischung auf einen Träger gegeben werden. Als Duftträger eignen sich Taschen- oder Kosmetiktücher, Filzschmuck, Möbelfilzgleiter, Teebeutel, Kräutersäckchen, natürliche Stoffe, Schals, Kleidung, Kuscheltiere, unbehandelte Holzobjekte oder unglasierte Keramikobjekte. Der Kreativität sind hierbei keine Grenzen gesetzt. Dabei solltest du berücksichtigen, dass ätherische Öle zwar keine Fettflecken hinterlassen, manche von ihnen aber leichte Verfärbungen verursachen können.

Roll-Ons

Der duftende Roll-On ist wegen seiner praktischen Größe (2–10 ml) eine weitere bewährte Anwendungsmethode für unterwegs. Befüllt mit einer Mischung aus Trägeröl (z. B. Jojoba) und ätherischen Ölen, kann die Rezeptur per integriertem Rollkugel-Kopf gezielt auf die gewünschte Körperstelle aufgetragen werden. Die Schläfen, die Pulspunkte der Handgelenke und der Nacken sind optimale Stellen für den Einsatz von Duft-Roll-Ons. Aber auch Körperölmischungen für eine spezielle Zielsetzung (z. B. Gelenk-, Bauch- oder Fußöle) können mit dem Rollkugel-Kopf im entsprechenden Bereich aufgetragen und einmassiert werden. Ein Roll-On sollte aus hygienischen Gründen nicht von mehreren Personen verwendet werden.

Raum-, Textil- & Körpersprays

Sprays bieten eine schnelle und einfache Möglichkeit, Düfte in der Raumluft, auf Textilien oder auf der Haut zu verteilen. Gläserne Sprühflaschen gibt es auch in kleinen Größen (20–50 ml), die sich ideal für den Wanderrucksack oder die Handtasche eignen. Üblicherweise werden in Spray-Rezepturen die ätherischen Öle zunächst in etwas Alkohol gelöst und mit destilliertem Wasser oder einem Hydrolat aufgefüllt. Um Gewicht zu sparen, kannst du die Sprühflasche vor Abreise zunächst nur mit ätherischem Öl und Alkohol befüllen. Während der Reise kann die Mischung dann vor Ort ergänzend mit einem Pflanzenwasser bzw. Trinkwasser aufgefüllt werden.

Körperöle & Balsame

Naturreine fette Pflanzenöle, Cremes, Salben und Balsame bieten schützende Pflege für die Haut, besonders wenn sie Wind und Wetter ausgesetzt ist. Je fester die Konsistenz, desto praktischer für unterwegs, weil nichts auslaufen kann. Hierbei sollte bedacht werden, dass Produkte wie Kokosbutter in wärmeren Klimazonen schneller schmelzen und je nach Wunschkonsistenz mit festeren Zutaten wie Sheabutter oder Bienenwachs gemischt werden sollten. Cremes, Salben und Balsame lassen sich gut in kleinen Tiegeln (5–25 ml) mitnehmen. Für Körperölmischungen bieten sich kleine (30–50 ml) gefärbte Glasflaschen an. Wer Gewicht sparen möchte, kann auch hier zunächst nur die benötigten ätherischen Öle in die Leerflasche füllen und die Mischung erst bei akutem Bedarf mit einem passenden Pflanzenöl auffüllen.

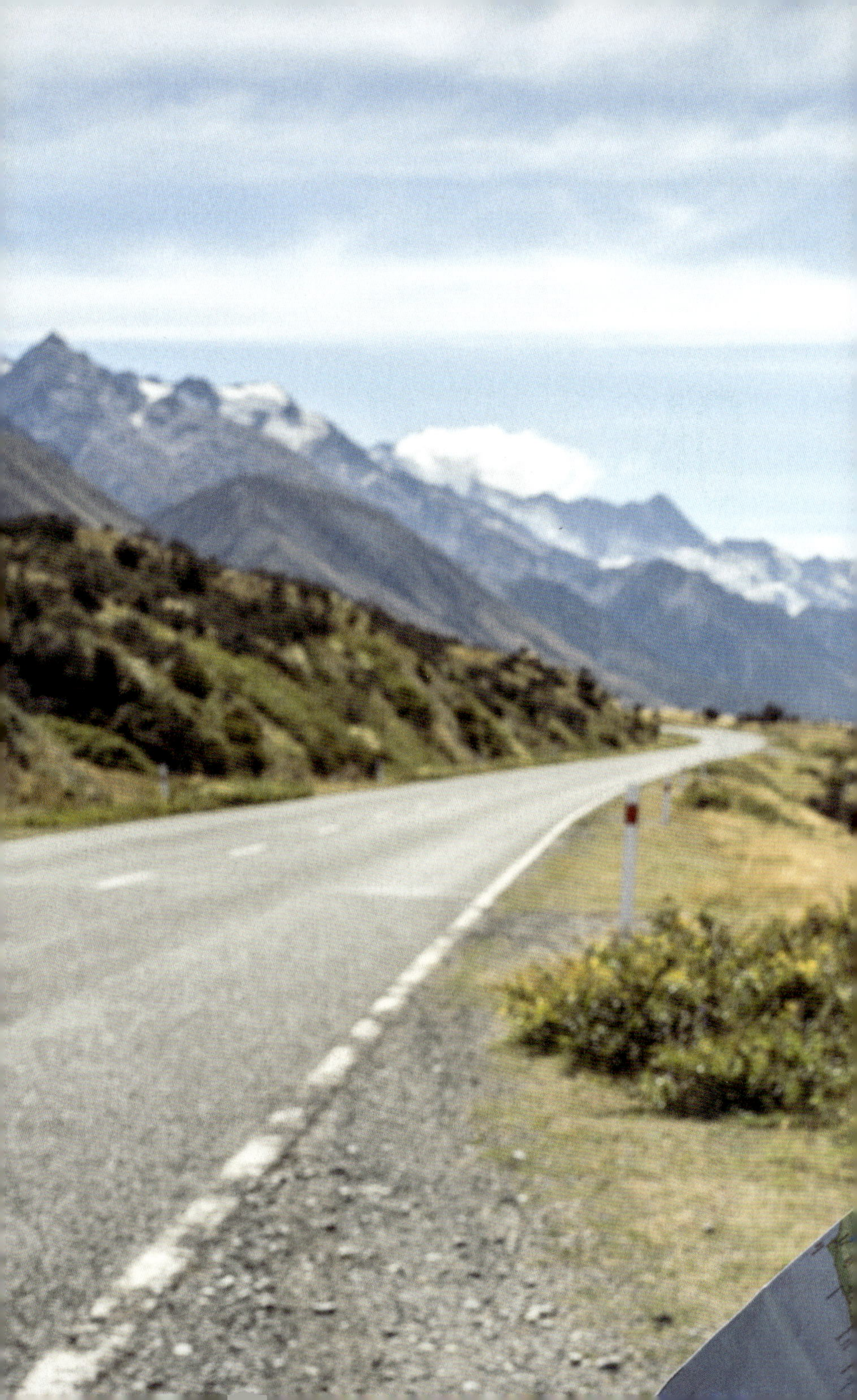

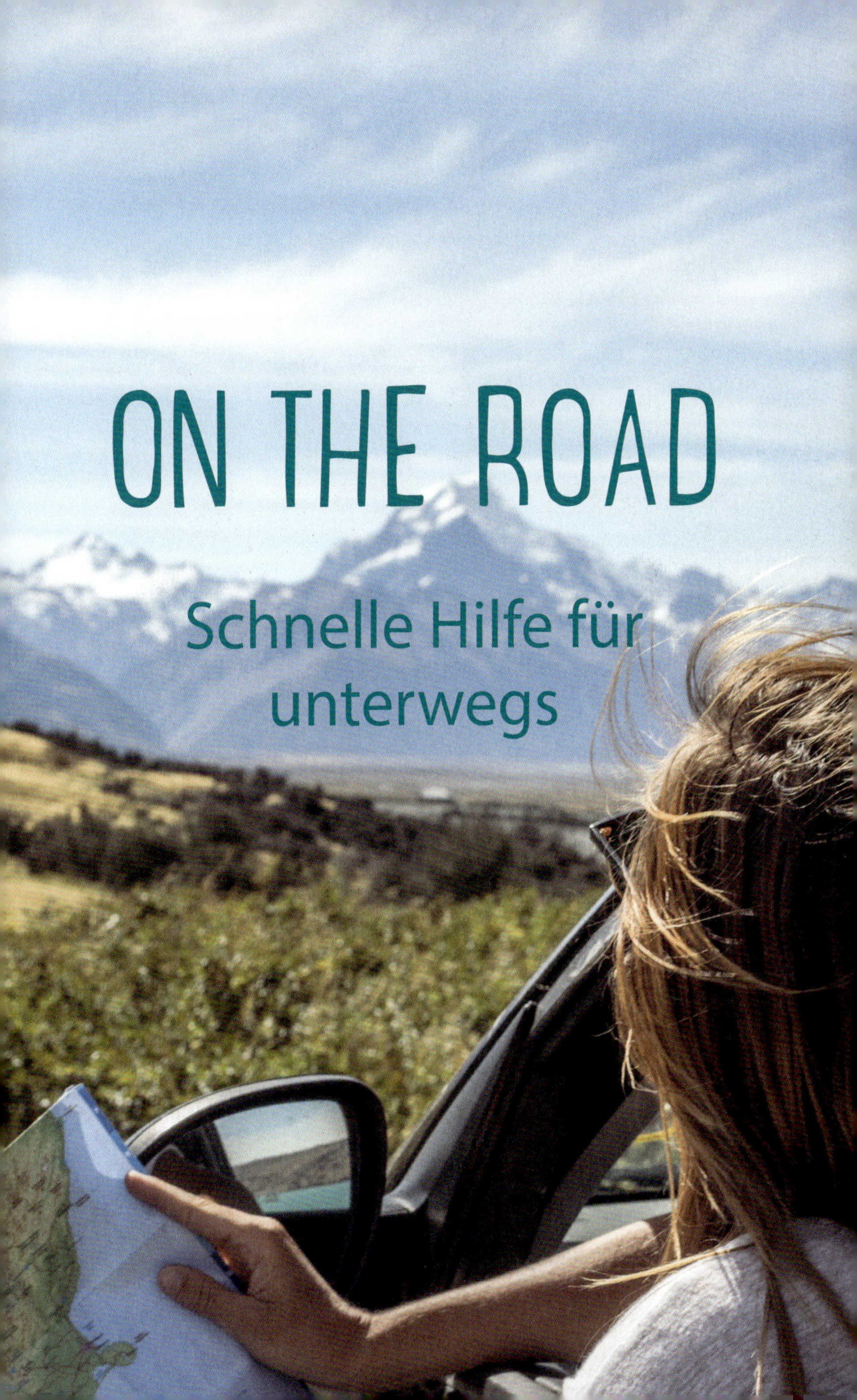
ON THE ROAD
Schnelle Hilfe für
unterwegs

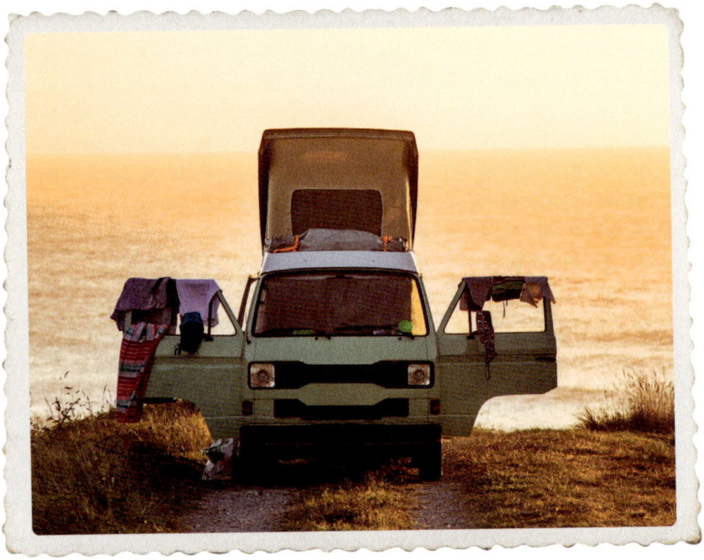

Das Abenteuer genügt sich selbst

Amelia Earhart

Ob geschäftliche Städtereise, Rucksack-Fernreise oder Europatour mit dem Camper – unterwegs sein ist aufregend. Wir machen spannende Erfahrungen und entdecken uns mit jeder Reise selbst aufs Neue. Wir bewegen uns zwischen den Welten und befinden uns auf unbekanntem Terrain. Nicht vorhersehbar und sicherlich nicht immer bequem, gibt es uns die kostbare Möglichkeit, Abstand zum Alltag zu gewinnen und unser Leben aus neuen Perspektiven zu betrachten.

Durch Begegnungen mit anderen Kulturen haben wir oft bereichernde Erkenntnisse und besinnen uns auf das Wesentliche. Unser Forschergeist erwacht, wir sind offener und nehmen das Leben intensiver wahr. Losgelöst von gewohnten Strukturen schenkt uns das Leben magische Momente.

In all dem Zauber stellt uns das Reisen jedoch auch oft vor psychische und körperliche Herausforderungen: Die Konfrontation mit anderen Denk- und Handlungsweisen ruft uns auf, unsere eigenen zu hinterfragen. Gewohnte Bewältigungsstrategien funktionieren nicht mehr. Im Außen finden wir wenig Halt und sind gezwungen zu improvisieren. Wir sind ungewohnten Situationen, Sinnesreizen und Erregern ausgesetzt, die das Immunsystem belasten können. Wir müssen uns auf die lokalen Gegebenheiten wie Klima, Zeitzone und Lebensmittel einstellen. Der Körperrhythmus kommt durcheinander, worunter Schlaf und Verdauung leiden können. Psychische Belastungen wie Stress oder Angst können zusätzlich unsere Resilienz schwächen.

Um unterwegs bestmöglichst geschützt zu sein, kannst du – neben erhöhter Achtsamkeit für Hygiene, guten Schlafbedingungen, passender Kleidung und dem Fokus auf verträgliche Nahrungsmittel – mit ätherischen Ölen deine Abwehrkräfte und die Selbstheilungskräfte deines Körpers stärken. Durch Raumbeduftung lässt sich die Keimbelastung deiner Umgebung senken. Gute Hygiene und Pflege der Handflächen und Mundflora schützen dich vor Ansteckung.

Doch auch die beste Vorsorge kann uns nicht immer vor dem plötzlichen Schnupfen oder der unangenehmen Magenverstimmung hüten. Je früher wir die Warnsignale bemerken und ernst nehmen, umso wirksamer können wir den Symptomen schon im Anfangsstadium entgegentreten. Bei akuten Beschwerden auf körperlicher sowie psychischer Ebene können ätherische Öle schnelle Hilfe leisten – ob bei Flugangst oder Jetlag, kleinen Verletzungen, Lippenherpes oder Insektenplage. Auf den folgenden Seiten findest du ausgewählte Mischungen mit ätherischen Ölen, Pflanzenölen und Pflanzenwässern, die sich in typischen Reisesituationen bewährt haben.

Dufte Reisetipps

FRISCHER GEPÄCKDUFT

3 Tropfen Rosengeranie / Orange

Das ätherische Öl auf ein Taschentuch geben und im Gepäck verstauen, um Kleidung vor müffelndem Geruch zu bewahren.

KLÄRENDES RAUMSPRAY

25 ml Pfefferminzwasser / Wasser
5 ml Alkohol (z. B. Wodka)
5 Tropfen Orange
4 Tropfen Myrte Anden
3 Tropfen Zitrone

Ätherische Öle mit dem Alkohol in eine Sprühflasche (30 ml) geben und mit Hydrolat oder Wasser auffüllen.

HOTELDUFT FÜR HEIMELIGE GEBORGENHEIT

5 Tropfen Orange
3 Tropfen Rosengeranie
2 Tropfen Benzoe Siam

Ätherische Öle auf einen Duftträger geben und auf den Nachttisch legen. Du wirst dich überall wie zuhause fühlen.

KÜHLES PFLANZENWASSER

Bei hohen Temperaturen lohnt es sich, ein Lieblings-Pflanzenwasser (Orangenblüten-, Rosen- oder Pfefferminzwasser) im Kühlschrank zu lagern und den Körper zur Erfrischung damit einzusprühen. Unterwegs kann man auch die Minibar im Hotelzimmer oder ein kaltes Gewässer nutzen, um das Pflanzenwasser zu kühlen.

Tipp | Bei müden oder gereizten Augen zwei Wattepads mit Rosenwasser besprühen und im Liegen auf die geschlossenen Augenlider legen.

Fächer-Trick | Ein toller Tipp bei hohen Temperaturen ist der duftende Fächer. Dazu einfach einen Papier- oder Stofffächer mit einem frischen Pflanzenwasser oder Duftspray besprühen und sich die kühle, duftende Luft zufächern. Hierfür eignen sich sehr gut Orange, Zitrone oder Ingwer. Sollte kein echter Fächer aufzutreiben sein, tut es auch ein gefaltetes Papier.

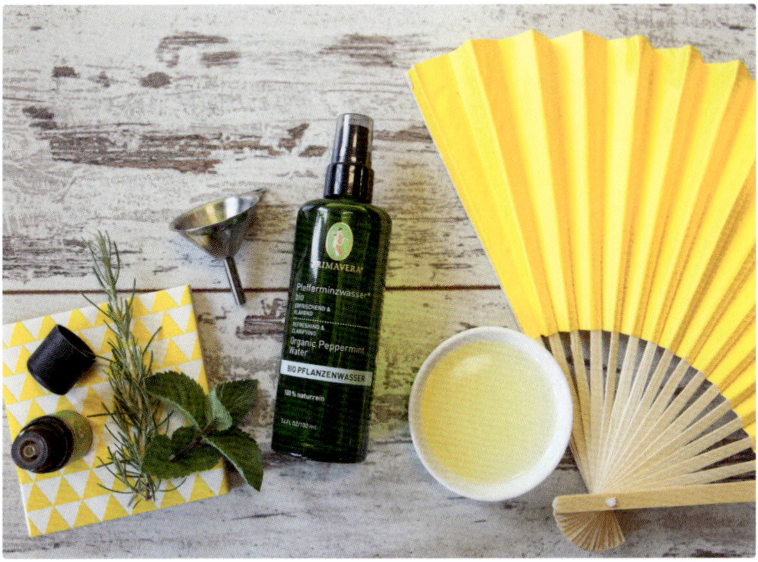

Schutz & Hygiene

REINIGENDES HAND- & RAUMHYGIENESPRAY

20 ml Weingeist (über 75 %)
30 ml Lavendelwasser / Rosenwasser
8 Tropfen Zitrone
8 Tropfen Lavendel fein
4 Tropfen Manuka

Ätherische Öle in einer Sprühflasche (50 ml) im Weingeist lösen, mit einem der Hydrolate auffüllen. Das Spray ist ein hilfreicher Begleiter bei Reisen, auf denen man viele öffentliche Verkehrsmittel benutzt. Bei häufigem Gebrauch empfiehlt es sich, die Hände zusätzlich mit einer reichhaltigen Handcreme zu pflegen. Das Spray lässt sich auch als reinigendes Raumspray verwenden.

FRISCHES KEIMSCHUTZSPRAY

Für Oberflächen und Gegenstände

40 ml Weingeist (über 75 %)
10 ml Orangenblütenwasser / Trinkwasser
14 Tropfen Zitrone
8 Tropfen Myrte Anden
8 Tropfen Lorbeerblätter

Ätherische Öle in einer Sprühflasche (50 ml) im Alkohol lösen und mit dem Pflanzenwasser oder etwas Wasser auffüllen. Das desinfizierende Spray reinigt wirksam Flächen und Objekte.

SCHÜTZENDES MASKENSPRAY

10 ml Weingeist (über 75 %)
20 ml Orangenblütenwasser / Trinkwasser
2 Tropfen Zitrone
2 Tropfen Orange
2 Tropfen Lavendel fein

Ätherische Öle in einer Sprühflasche (30 ml) im Alkohol lösen und mit Hydrolat oder Wasser auffüllen. Mit etwas Abstand auf die Alltagsmaske sprühen und vor dem Aufsetzen ein paar Momente warten, bis der Alkohol verflogen ist. Der fruchtige Duft macht das Tragen einer Mundschutzmaske angenehmer, erleichtert eine tiefe Atmung, lindert Beklemmungsgefühle und hebt die Laune. Die ätherischen Öle sorgen außerdem für eine geringere Keimbelastung, stärken die Abwehrkräfte und schützen vor Ansteckung. Das Maskenspray ist besonders geeignet für stundenlange Bus-, Bahn- und Flugreisen.

VORBEUGENDES MUND- & GURGELWASSER

50 ml Pfefferminzwasser
5 Tropfen Zitrone
5 Tropfen Teebaum

Ätherische Öle in eine Flasche (50 ml) geben und mit dem Pflanzenwasser auffüllen. Zur Anwendung während der Reise 1 TL der Mischung in ein bis zur Hälfte mit Trinkwasser gefülltes Glas rühren und für 1–2 Minuten gründlich im Mund- und Rachenraum umherbewegen. Danach das Wasser ausspucken.

Kraftvolles Immunsystem

STÄRKENDES RACHENSPRAY

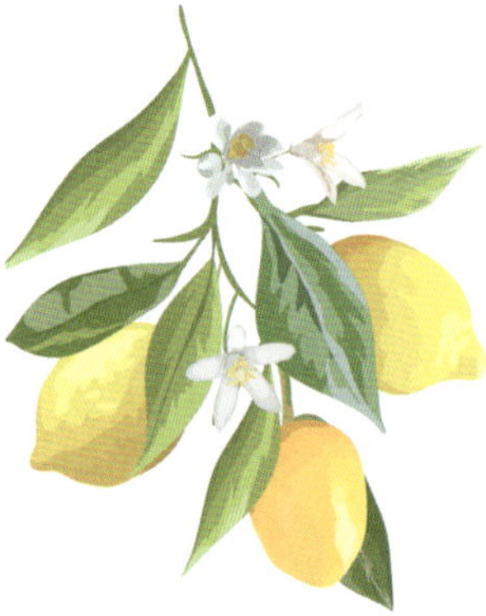

30 ml Pfefferminzwasser
20 ml Sanddornfruchtfleischöl
7 Tropfen Zitrone
4 Tropfen Lorbeerblätter
2 Tropfen Manuka
2 Tropfen Weihrauch arabisch

Ätherische Öle mit dem Pflanzenöl in eine Sprühflasche (50 ml) geben und mit Hydrolat auffüllen. Vor Gebrauch schütteln und mehrmals täglich in den Rachen sprühen. Das Spray stärkt, pflegt und befeuchtet die Mundschleimhaut und schützt daher bei trockener Luft vor Ansteckung. Das Spray leistet besonders dann gute Dienste, wenn man sich längere Zeit in klimatisierten Räumen aufhält z. B. während längerer Bahn-, Bus- oder Flugreisen.

IMMUNSTÄRKENDER AROMAHONIG

100 ml Honig (Bio) / echter Manukahonig
3 Tropfen Ingwer
2 Tropfen Manuka
2 Tropfen Weihrauch arabisch

Alle Zutaten gut verrühren und je nach Bedarf 1–3 mal täglich 1 TL auf der Zunge zergehen lassen. Die Mischung reduziert die Keimbelastung im Mund und aktiviert die Selbstheilungskräfte.

IMMUNBOOSTER-TEE

1 L Wasser
5–7 Scheiben frische Ingwerwurzel
5–7 Scheiben frische Kurkumawurzel
Chai-Gewürze (Nelkenknospen, Kardamom, Zimt)
½ Zitrone (Bio)
1–4 Tropfen Zitrone / Ingwer

Ingwer, Kurkuma und Gewürze im Wasser 15–60 Minuten köcheln lassen. In der Tasse etwas abkühlen lassen. 1 Tropfen Zitronen- oder Ingweröl im ausgepressten Zitronensaft lösen und einrühren. Der Tee kann nach Belieben mit Honig gesüßt und mit einer Pflanzenmilch ergänzt werden.

GEWÜRZPASTE „GOLDENE MILCH"

5 EL Kurkumapulver
½ TL Kardamompulver
½ TL gemahlener Pfeffer
4 TL Honig (Bio)
5 Tropfen Manuka
5 Tropfen Ingwer
5 Tropfen Weihrauch arabisch
5 Tropfen Orange

Zutaten zu einer cremigen Paste vermengen und für die Reise in ein kleines Schraubglas füllen. Unterwegs eine Tasse Pflanzenmilch erhitzen und 1 TL der süßen Gewürzpaste einrühren. Die Paste sollte innerhalb von 3 Monaten verbraucht werden.

Fahren, Fliegen & Jetlag

BELEBENDER FAHRERDUFT

Für gute Konzentration am Steuer

2 Tropfen Orange
1 Tropfen Eukalyptus citriodora
1 Tropfen Basilikum

Tipp | Eine Ohrenmassage wirkt zusätzlich aktivierend und fördert die Konzentration. Hierfür einen Tropfen Pfefferminze auf die Finger geben und den Rand der Ohrmuscheln kräftig massieren.

Ätherische Öle auf einen Duftträger geben und in Fahrernähe befestigen. Hierfür eignet sich z. B. ein einfaches Taschentuch, das man geschickt in den Sicherheitsgurt klemmt, vor die Lüftungsschlitze hängt oder auf das Amaturenbrett legt. Duftträger wie Filzanhänger oder Teebeutel lassen sich auch am Rückspiegel befestigen.

ERFRISCHENDE GLETSCHER-MASSAGE

1 EL Mandelöl
1 Tropfen Pfefferminze
1 Eiswürfel / Kühlbeutel

Pfefferminzöl mit dem Mandelöl vermischen und damit Nacken und Schläfen massieren. Mit einem Eiswürfel, Kühlbeutel oder einer eisgekühlten Glasflasche über die Haut streichen, um den Effekt zu verstärken. Die intensive Kälte aktiviert die Sinne und schenkt neue Energie.

BERUHIGENDER DUFT-ROLL-ON

Bei Flugangst

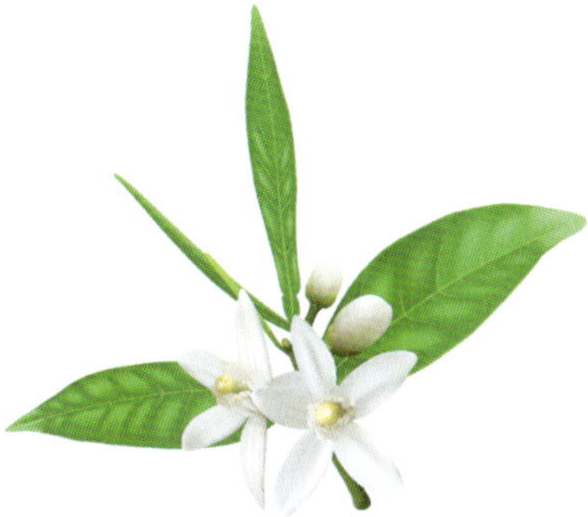

10 ml Jojobaöl
2 Tropfen Basilikum
2 Tropfen Neroli 10 %
1 Tropfen Angelikawurzel
1 Tropfen Manuka

Zutaten in ein Roll-On-Fläschchen (10 ml) geben und bei Bedarf auf Handgelenke, Schläfen oder Oberlippe auftragen. Bei aufkommender Flugangst helfen die warmen, einhüllenden und beruhigenden Düfte von Manuka und Angelikawurzel mit ihrer erdenden Wirkung. Neroli gilt als bewährtes Notfallöl bei Angst und Panik, während Basilikum eine aufrichtende Komponente beisteuert. Angstgefühle gehen auch häufig mit Übelkeit, Unwohlsein und Appetitlosigkeit einher. Angelikawurzel und Basilikum bewähren sich in dieser Mischung deshalb auch durch ihre magenstärkende und appetitanregende Wirkung.

Tipp | Für ein beruhigendes Notfall-Spray kann das Jojobaöl durch 25 ml Orangenblütenwasser und 5 ml Weingeist ersetzt werden. Hierfür alle Zutaten in einer kleinen Sprühflasche (30 ml) vermischen.

Meditationsübung zur Beruhigung | Schließe zur Unterstützung die Augen, spüre in deinen Körper hinein und nehme bewusst deine Fußsohlen auf dem Boden wahr. Verlängere allmählich deine Ausatmung, um dein Nervensystem zu beruhigen. Stelle dir vor, deine Füße stehen direkt auf der Erde und aus deinen Fußsohlen wachsen kraftvolle Wurzeln tief in den Erdboden hinein. Mit jedem Atemzug nimmst du bewusst den erdenden Duft wahr und kommst so immer mehr zur Ruhe.

VITALISIERENDER KÄLTEREIZ

Bei Jetlag und Müdigkeit

Eine kalte Dusche oder der Sprung in ein kühles Gewässer wecken die Lebensgeister und schenken neuen Schwung. Dabei immer auf eine tiefe, bewusste Atmung konzentrieren. In der Dusche gerne mit einem aktivierenden Duschpeeling ergänzen (siehe S. 41). Bei sehr kaltem Wasser den Körper in folgender Reihenfolge benässen, um den Kreislauf zu schonen: rechtes Bein, linkes Bein, rechter Arm, linker Arm, ganzer Körper. Anschließend in aktive Bewegung gehen, um wieder warm zu werden.

Hinweis | Nicht bei kalten Füßen oder Herz-Kreislauf-Beschwerden anwenden.

BELEBENDER DUSCHBALSAM

40 ml duftneutrales Duschgel (Bio)
10 ml Johanniskrautöl
5 Tropfen Orange
3 Tropfen Pfefferminze
2 Tropfen Lorbeerblätter

Ätherische Öle in das Johanniskrautöl geben und mit dem Duschgel verrühren. Dieser frische, aktivierende Balsam regt die Durchblutung an und verhilft zu einem schwungvollen Start in den Tag. Das anregende Johanniskrautöl pflegt zusätzlich die Haut und sorgt dafür, dass der Duft auch nach dem Duschen länger wahrnehmbar ist.

AKTIVIERENDES DUSCHPEELING

1 Portion belebender Duschbalsam
(siehe S. 40)
1 Handvoll Meersalz / Zucker

Wer den belebenden Effekt des Duschbalsams noch verstärken will, kann sich ganz leicht ein aktivierendes Peeling mischen. Dazu einfach eine Handvoll feines Meersalz oder Zucker mit einer Portion des Duschgels vermischen, den ganzen Körper damit gründlich einreiben und anschließend abduschen.

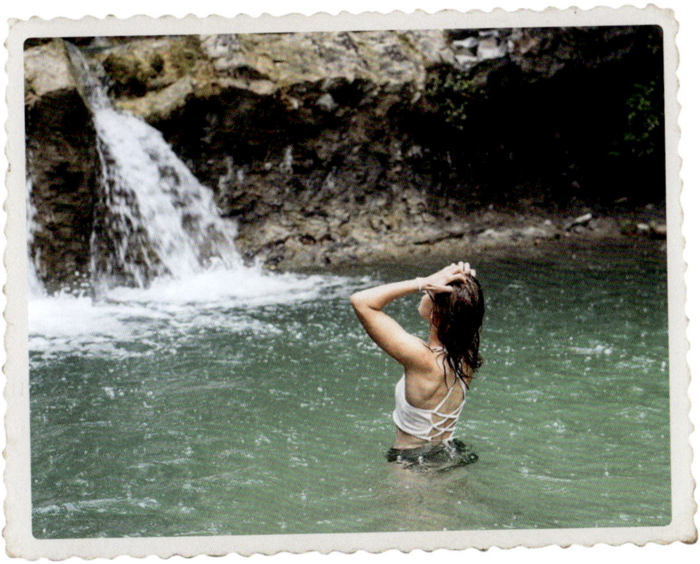

SCHLAFHELFER-KISSENSPRAY

Bei Jetlag und Schlaflosigkeit

40 ml Orangenblütenwasser
10 ml Alkohol (Weingeist / Wodka)
4 Tropfen Melisse 30 %
3 Tropfen Muskatellersalbei
3 Tropfen Benzoe Siam

Ätherische Öle in einer Sprühflasche (50 ml) im Alkohol lösen und mit dem Pflanzenwasser auffüllen. Der einhüllende Duft fördert die Entspannung und verhilft zu einem guten Schlafrhythmus. Als beruhigende Basis dient der warme Geruch von Benzoe Siam. Gemeinsam mit dem ausgleichenden Muskatellersalbei und der schlaffördernden Melisse sorgt er für tiefe Entspannung.

Tipp | Der Duft des Kissensprays ist ein perfekter Begleiter für autogenes Training oder eine Einschlafmeditation.

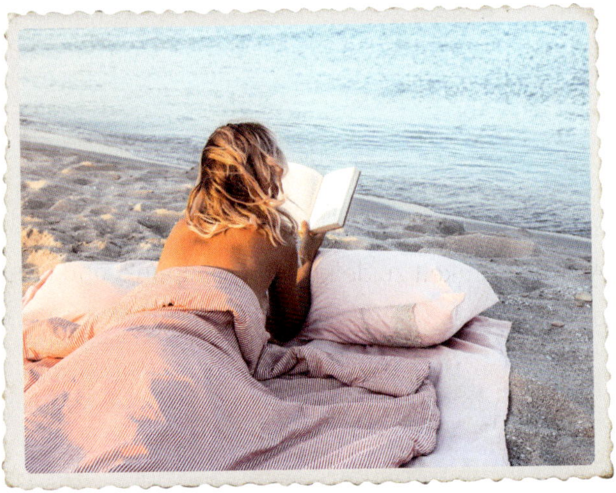

ENTSPANNENDES FUSSBAD

1 EL Honig / Sahne / Meersalz
1 Tropfen Orange
1 Tropfen Neroli 10%
1 Tropfen Weihrauch arabisch

Ätherische Öle mit Honig, Sahne oder Meersalz mischen und in eine Schüssel mit warmem Wasser geben. Füße eintauchen, Augen schließen und tief durchatmen.

Tipp | Bei Tendenz zu kalten Füßen nach dem Bad die Füße zusätzlich mit Wärmflasche warm halten. Funktioniert besonders gut im Schlafsack.

BERUHIGENDER EINSCHLAFDUFT

2 Tropfen Lavendel fein
1 Tropfen Zeder

Ätherische Öle auf ein Taschentuch geben und neben sich aufs Kissen legen. Die Augen schließen, dreimal tief in den Bauch atmen und entspannen.

Meditative Körperreise | Nimm bewusst wahr, wie dein Atem ein- und ausströmt. Komm im Hier und Jetzt an. Beobachte, wie der erdende Duft dich langsam immer ruhiger werden lässt. Lenke deine Aufmerksamkeit zu deinem Scheitelpunkt und lass sie von dort aus langsam durch deinen gesamten Körper wandern, bis hin zu deinen Zehenspitzen. Nimm jedes einzelne Körperteil wahr und entspanne bewusst deine Muskulatur. Spür dein Gewicht immer tiefer in die Liegefläche sinken, bis du in vollkommener Entspannung in den Schlaf findest.

Reiseübelkeit & Magen-Darm-Beschwerden

GRUNDMISCHUNG „FRISCHER WIND"

Bei Kopfweh, Übelkeit & Magenverstimmung

40 Tropfen Pfefferminze
40 Tropfen Basilikum
30 Tropfen Zitrone
15 Tropfen Angelikawurzel

Diese Mischung hat sich als entblähend, magenstärkend und verdauungsfördernd bewährt. Ätherische Öle in einer Leerflasche (5 ml) mischen. Bei Bedarf unterwegs wie folgt anwenden bzw. verdünnen:

Kopfweh | 1–2 Tropfen der Grundmischung auf die Fingerspitzen geben und die Schläfen damit massieren.

Übelkeit | Zum Schnuppern 2–3 Tropfen der Grundmischung auf ein Taschentuch oder in einen Riechstift geben.

Magenverstimmung | 1–2 Tropfen der Grundmischung auf ein Stück Brot oder einen Apfelschnitz geben und einnehmen.

Bauchweh / Blähungen | 5–6 Tropfen der Grundmischung mit 1 EL Pflanzenöl mischen und den Bauch im Uhrzeigersinn damit einreiben. Zusätzlich kann eine Wärmflasche, ein Kirschkernkissen oder ein Bauchwickel lindernd wirken (siehe S. 48).

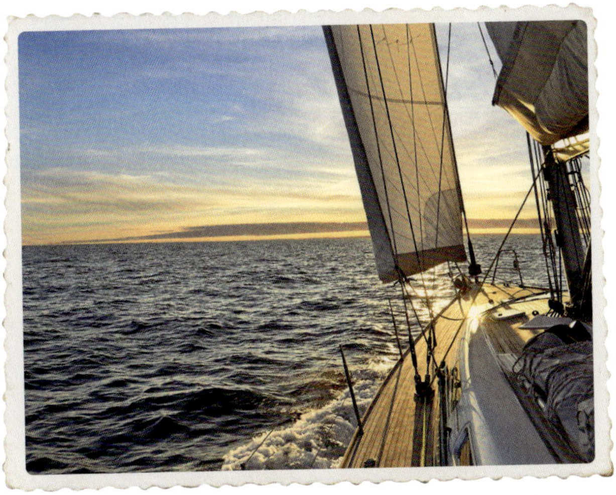

ERFRISCHENDER RIECHSTIFT

Bei Reiseübelkeit

1 Tropfen Pfefferminze
1 Tropfen Zitrone
1 Tropfen Ingwer

Tipp | Schnelle Hilfe bei Übelkeit leistet auch ein Tropfen pures Pfefferminzöl, das man vom Handrücken schleckt. Pfefferminze beruhigt den Magen und erfrischt Mund und Atem.

Ätherische Öle in einen Riechstift geben und bei Bedarf daran schnuppern. Wer nicht alle drei Öle zur Hand hat, ist im Notfall auch mit einem gut bedient. Besonders auf dem Beifahrer- oder Rücksitz überkommt uns auf langen Autofahrten häufig die altbekannte Reiseübelkeit. Es hilft, sich dann auf die Straße zu konzentrieren und den Orientierungssinn wieder auszurichten. Unterstützend dazu kann das Schnuppern am Riechstift für schnelle Linderung des Übelkeitsgefühls sorgen. Wenn möglich, sollte zeitnah eine kleine Pause an der frischen Luft eingelegt werden.

ERFRISCHENDES MUND- & KÖRPERSPRAY

50 ml Pfefferminzwasser / Trinkwasser
10 Tropfen Pfefferminze
5 Tropfen Basilikum

Ätherische Öle in das Pflanzenwasser geben. Das Spray verleiht einen frischen Atem und hilft bei Übelkeit und Unwohlsein. Es kann auch als kühlendes Körperspray verwendet werden.

WOHLTUENDES AROMAWASSER

Bei Unwohlsein und Völlegefühl

1 L stilles Trinkwasser
½ Zitrone (Bio) / Orange (Bio)
3 Tropfen Zitrone, Orange oder Ingwer

Fruchtsaft mit ätherischem Öl in das Wasser geben. Der erfrischende Drink vertreibt Unwohlsein und reguliert die Verdauung.

SCHNELLER BAUCHHELFER

Bei Magenverstimmung

Tipp | 1 Tropfen Angelikawurzelöl pur vom Handrücken schlecken.

1 TL Sanddornfruchtfleischöl
1 Tropfen Angelikawurzel

Ätherisches Öl mit Sanddornfruchtfleischöl oder einem anderen hochwertigen Pflanzenöl mischen. Pur oder auf einem Stück Brot einnehmen.

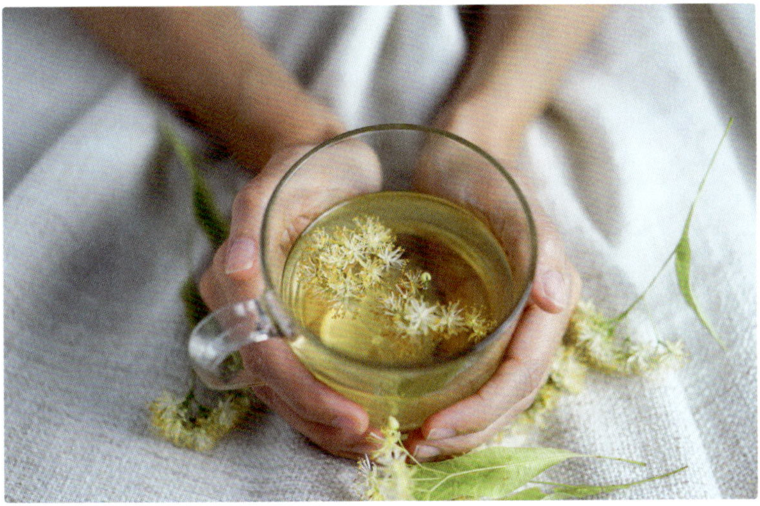

MAGENHELFER-TEES MIT ROLL-KUR

2 Tassen Anis- / Fenchel- / Kamillen- / Melissen- / Pfefferminz- oder Schafgarbentee

Als zuverlässige Helfer bei Übelkeit oder Magenverstimmungen lassen sich in fast allen Ländern der Welt diese altbewährten Teekräuter finden. Der warme Tee tut rundum gut, reguliert die Verdauung und beruhigt den Magen.

In Kombination mit einem magenberuhigenden Tee kann eine wohltuende Roll-Kur Magenschmerzen und Verdauungsbeschwerden lindern. Dazu in Ruhe und auf möglichst leeren Magen 2 Tassen Tee trinken und für 10 Minuten mit warmer Decke auf dem Rücken ruhen. Anschließend legt man sich für jeweils weitere 10 Minuten auf die linke Seite, dann auf den Bauch und zuletzt auf die rechte Seite. Im Anschluss noch einmal für 20 Minuten auf dem Rücken liegend ausruhen und wahlweise einen Bauchwickel (siehe S. 48) machen. Dauer: ca. 1 Stunde.

KRAMPFLÖSENDES BAUCHÖL

50 ml Johanniskrautöl
8 Tropfen Muskatellersalbei
6 Tropfen Melisse 30 %
6 Tropfen Basilikum

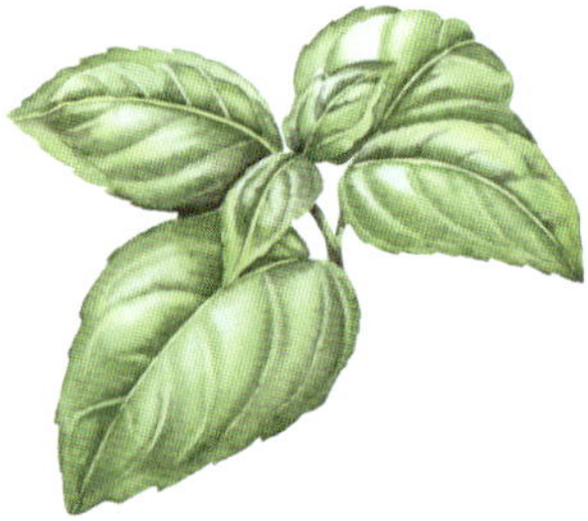

ENTBLÄHENDES BAUCHÖL

30 ml Johanniskrautöl
20 ml Schwarzkümmelöl
8 Tropfen Ingwer
6 Tropfen Basilikum
6 Tropfen Karottensamen

Bei verdauungsbedingten Beschwerden, eine der genannten Rezepturen wählen und die ätherischen Öle in das entsprechende Pflanzenöl geben. Eine kleine Portion zwischen den Handflächen erwärmen, den Bauch im Uhrzeigersinn einreiben und danach mit einer Wärmflasche warmhalten. Anschließend ruhen.

ENTSPANNENDER BAUCHWICKEL

Die verdauungsregulierende Wirkung der Baucheinreibung kann durch einen feuchtwarmen Wickel noch unterstützt werden. Dazu ein in heißem Wasser getränktes, mehrfach gefaltetes Baumwolltuch auf den eingeölten Bauch legen. Mit einem trockenen Tuch abdecken und einer Wärmflasche warmhalten. Für 10–20 Minuten auf dem Rücken liegend warm zugedeckt ruhen.

Erkältung – Husten, Schnupfen & Fieber

BEFREIENDES ERKÄLTUNGSÖL

50 ml Johanniskrautöl
5 Tropfen Angelikawurzel
5 Tropfen Cajeput
5 Tropfen Weihrauch arabisch

Ätherische Öle in das Pflanzenöl geben. Bei Schnupfen und Erkältung auf Brust, oberen Rücken und Nasenflügel auftragen und einreiben. Die Mischung wirkt schleimlösend, befreit die Atemwege, lindert Erkältungssymptome und minimiert die Bakterien- und Virenlast.

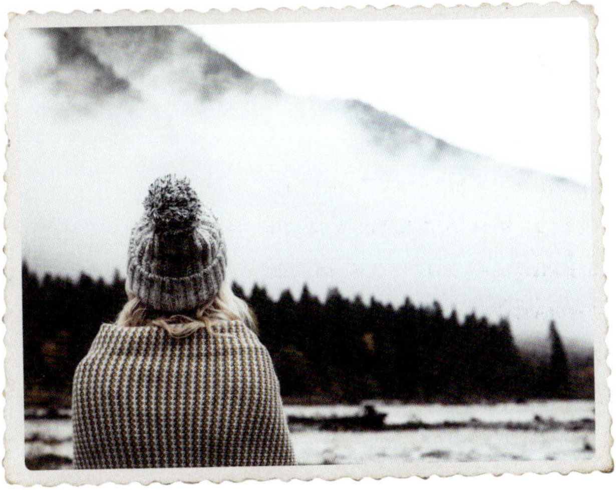

ERKÄLTUNGSVORSORGE

1–3 Tropfen Lorbeerblätter / Cajeput / Angelikawurzel

In klimatisierten Räumen ein Halstuch tragen und mit einem ätherischen Öl beduften. Bei leichtem Schnupfen das Öl auf ein Taschentuch oder in einen Riechstift geben und daran schnuppern.

STÄRKENDER ERKÄLTUNGSHONIG

100 g Honig (Bio)
3 Tropfen Zitrone
3 Tropfen Lorbeerblätter
2 Tropfen Weihrauch arabisch

Ätherische Öle mit dem Honig vermischen und mehrmals täglich 1 TL davon im Mund zergehen lassen. Die abwehrstärkenden Öle wirken schleimlösend und befreien die Atemwege.

SCHNELLER HALSHELFER

Beim ersten Kratzen im Hals

1 TL Honig (Bio)
1 Tropfen Zitrone / Pfefferminze / Cajeput / Manuka / Lorbeerblätter

Ätherisches Öl auf einen Teelöffel Honig geben, einnehmen und langsam auf der Zunge zergehen lassen.

Tipp | 1–2 Tropfen Lorbeerblätteröl auf die Finger geben und mit streichender Bewegung entlang der Lymphbahnen des Halses auftragen.

LINDERNDE GURGELLÖSUNG

Bei Halsschmerzen

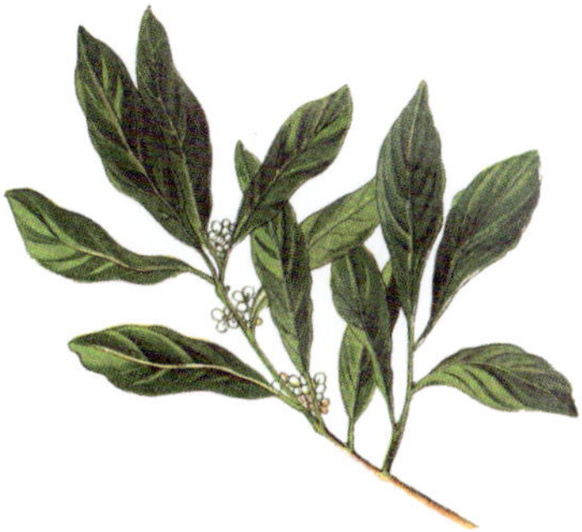

50 g Meersalz
10 Tropfen Zitrone
8 Tropfen Lorbeerblätter
4 Tropfen Teebaum
4 Tropfen Pfefferminze

Kräutertee: Salbei / Melisse / Thymian

Ätherische Öle in ein Schraubglas tropfen, dieses verschließen und kurz schwenken, sodass die Mischung sich im Gefäß verteilt. Danach das Meersalz einfüllen, das Glas wieder schließen und kräftig schütteln. Zum Gurgeln 1 TL der Mischung in eine Tasse mit warmem Wasser oder Kräutertee (siehe oben) einrühren. 1–2 Minuten gründlich damit gurgeln und danach ausspucken.

BEFREIENDER RIECHSTIFT

Bei Schnupfen

2 Tropfen Angelikawurzel
2 Tropfen Myrte Anden
2 Tropfen Cajeput

Ätherische Öle auf das Watteröllchen im Riechstift geben. Bei verschnupfter Nase regelmäßig den Riechstift ans Nasenloch halten und die Düfte so tief wie möglich einatmen. Die ausgewählten ätherischen Öle wirken schleimlösend und erleichtern das freie Durchatmen.

PFLEGENDES NASENÖL

Für Schnupfnasen

10 ml Mandelöl
2 Tropfen Cajeput
1 Tropfen Lavendel fein
1 Tropfen Angelikawurzel

Ätherische Öle in einem Roll-On-Fläschchen (10 ml) mit dem Mandelöl mischen. Regelmäßig auf die Nasenflügel auftragen.

KRAMPFLÖSENDER HUSTENBALSAM

20 ml Sheabutter
5 ml Johanniskrautöl
5 Tropfen Myrte Anden
5 Tropfen Benzoe Siam
5 Tropfen Zeder

Sheabutter in einem Glastiegel (25 ml) im Wasserbad (max. 37 °C) schmelzen, mit den Ölen vermischen und wieder abkühlen lassen. Bei Husten auf Brust, oberen Rücken und Nasenflügel auftragen. Das stillt den Hustenreiz und erleichtert das Abhusten. Die Mischung wirkt entzündungshemmend und unterstützt den Heilungsprozess der Atemwege.

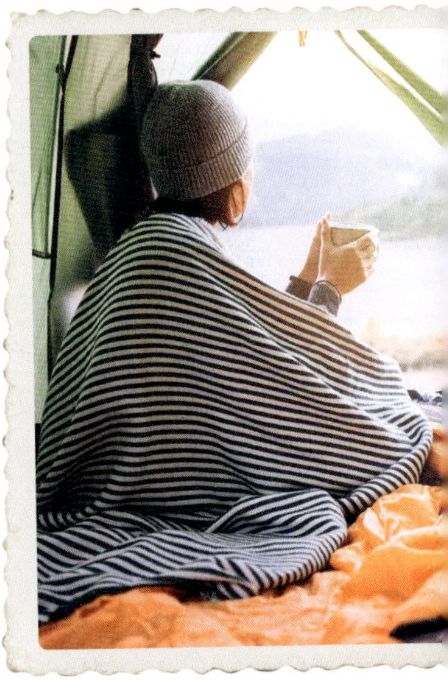

KÜHLENDER WADENWICKEL

Bei Fieber

1 L körperwarmes Wasser
1 TL Meersalz
2 Tropfen Zitrone
1 Tropfen Cajeput
2 Baumwolltücher
2 Handtücher

Zunächst gut für warme Füße sorgen, eventuell mit Wollsocken und Wärmflasche. Ätherische Öle in das Meersalz tropfen und die Mischung in das Wasser einrühren. Baumwolltücher in der Lösung tränken, auswringen und um die nackten Waden wickeln. Je ein trockenes Handtuch um die Wickel legen. Nach 10–20 Minuten die Wickel abnehmen und 15 Minuten ruhen. Die Anwendung 1–3 Mal wiederholen.

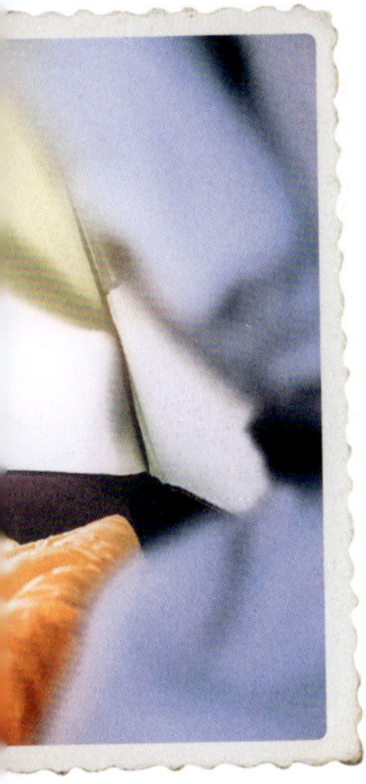

Hinweis | Den Wadenwickel nicht durchführen, wenn du zusätzlich zur erhöhten Temperatur auch fröstelst oder frierst. Für den Wickel muss dein gesamter Körper genügend warm sein. Ist das Fieber 30 Minuten nach dem dritten Wickeldurchgang nicht gesunken oder steigt es sogar weiter an, sollte ärztlicher Rat eingeholt werden.

Kopf, Ohren, Mund & Zähne

KÜHLENDER ROLL-ON

Bei Kopfschmerzen

10 ml Aloe-Vera-Öl
4 Tropfen Pfefferminze
2 Tropfen Melisse 30 %

Ätherische Öle in ein Roll-On-Fläschchen (10 ml) geben und mit dem Trägeröl auffüllen. Schütteln und bei Bedarf auf Schläfen, Stirn und Nacken auftragen.

Tipp | Für zusätzliche Linderung kann ein kühler Quarkwickel im Nacken sorgen. Die Anleitung dazu findet sich auf S. 82.

Hinweis | Kopfschmerzen können vielfältige Ursachen haben, die unterschiedliche Anwendungen erforderlich machen. Durch ausreichende Flüssigkeitszufuhr kann man Kopfschmerzen vorbeugen, die durch Dehydrierung verursacht werden. Bei Spannungskopfschmerzen hilft oft eine Massage mit krampflösenden Ölen, bei der Nacken-, Kiefer- und Schläfenbereich im Fokus stehen. Schlafmangel und Stress können mit entspannenden Ölen und regelmäßigen Ruhepausen aufgefangen werden. In Fällen von hormonell ausgelösten Kopfschmerzen bewähren sich hormonmodulierende Düfte wie Rosengeranie oder Muskatellersalbei.

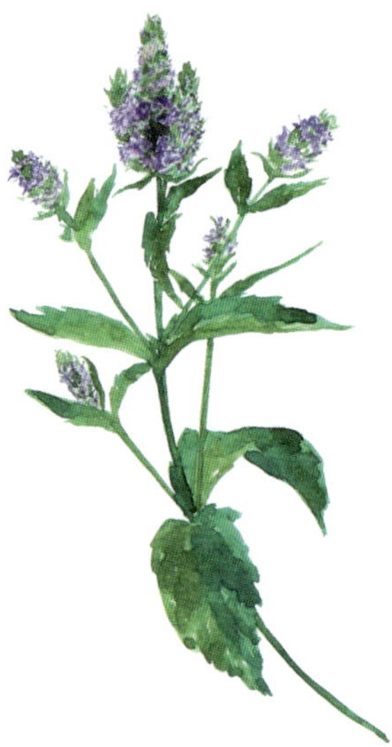

ENTSPANNENDER NACKENWICKEL

Bei Spannungskopfweh

1 EL Meersalz
2 Tropfen Orange
2 Tropfen Muskatellersalbei
1 Tropfen Cajeput
1 Tropfen Weihrauch arabisch

Ätherische Öle mit dem Meersalz vermischen und in 1 L heißes Wasser einrühren. Waschlappen oder gefaltetes Tuch darin tränken, auswringen und auf den Nacken legen. Mit trockenem Tuch abdecken und etwas ruhen, bis der Wickel abgekühlt ist. Mehrmals wiederholen und Nacken anschließend warm halten.

Tipp | Um den entspannenden Effekt zu verstärken, kann der Wickel während der Anwendung auch mit einer Wärmflasche warm gehalten werden. Eine sanfte Nackenmassage lindert den Schmerz zusätzlich.

WÄRMENDER ZWIEBELWICKEL

Bei Ohrenschmerzen

½ Zwiebel
1 Tropfen Cajeput
1 Tropfen Lavendel fein

Zwiebel schälen, halbieren und in einem Teesieb über heißem Wasserdampf erwärmen. Ätherische Öle auf die flache Unterseite der Zwiebel tropfen. Die Zwiebelhälfte in ein Stofftuch einschlagen oder in eine Baumwollsocke stecken und mit der flachen Seite auf die Ohrmuschel legen. Mit Stirnband oder Kopftuch befestigen und wirken lassen, bis der Wickel abgekühlt ist.

ANTIBAKTERIELLE MUNDSPÜLUNG

Bei Entzündungen im Mundraum

1 TL Birkenzucker / Natron
2 Tropfen Pfefferminze
2 Tropfen Teebaum
2 Tropfen Manuka
1 Tropfen Cistrose (bei stark blutendem Zahnfleisch)

Tipp | Wer Sanddornfruchtfleischöl im Gepäck hat, kann die Mischung durch 1 EL davon ergänzen und die Mundschleimhaut damit zusätzlich stärken.

Ätherische Öle in Birkenzucker oder Natron lösen und in einen Becher mit kaltem Salbeitee oder abgekochtem Wasser einrühren. Den Mundraum gründlich ausspülen und die Mischung dann ausspucken. Die Spülung wirkt stark entzündungshemmend, lindert Schmerzen und unterstützt den Heilungsprozess.

SCHMERZLINDERNDES ZAHNÖL

Bei Zahnschmerzen und Entzündungen

10 ml Johanniskrautöl
2 Tropfen Lorbeerblätter
2 Tropfen Ingwer
2 Tropfen Nelkenknospe

Ätherische Öle in ein Roll-On-Fläschchen (10 ml) geben und mit Pflanzenöl auffüllen. Bei Zahnweh sanft auf der Wange verteilen. Zusätzlich kann 1 Tropfen Nelkenknospen- oder Pfefferminzöl mit einem Wattestäbchen pur auf die betroffene Stelle im Mundraum getupft werden. Auch bei schmerzhaften Aften anwendbar.

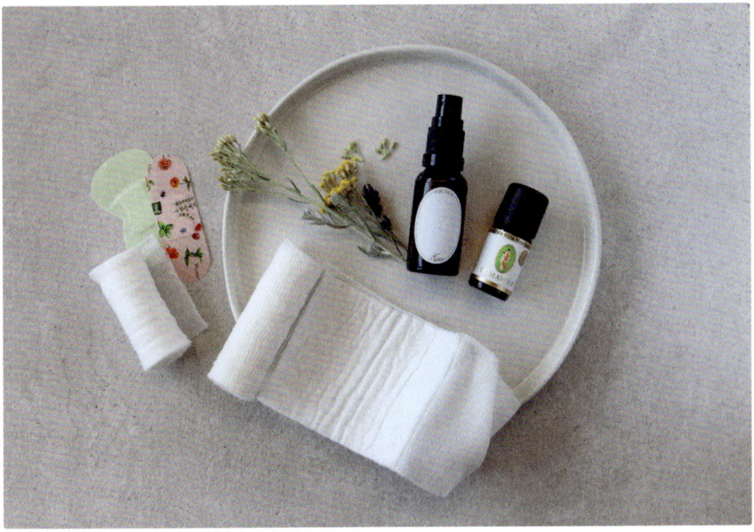

Haut – Irritationen, Entzündungen & Wunden

BERUHIGENDE KÖRPERWASCHUNG

Bei Juckreiz

2–3 L warmes Wasser
2–3 EL Speisestärke
2 Tropfen Lavendel fein
2 Tropfen Zeder

Ätherische Öle in die Speisestärke tropfen und diese im warmen Wasser auflösen. Mittels Waschlappen den gesamten Körper mit dem Waschwasser abreiben. Die Waschung lindert Juckreiz und beruhigt Hautirritationen.

LINDERNDES KÖRPERSPRAY

Bei Hautirritationen und Juckreiz

30 ml Calendulaöl
20 ml Rosenwasser
5 Tropfen Lavendel fein
5 Tropfen Karottensamen
5 Tropfen Rosengeranie

Ätherische Öle in einer Sprühflasche (50 ml) mit dem Pflanzenöl vermischen und das Pflanzenwasser auffüllen. Vor Gebrauch gut schütteln und auf die betroffenen Hautstellen sprühen. Die Mischung wirkt entzündungshemmend und beruhigt die Haut.

HEILENDER LIPPENBALSAM

Bei Herpes

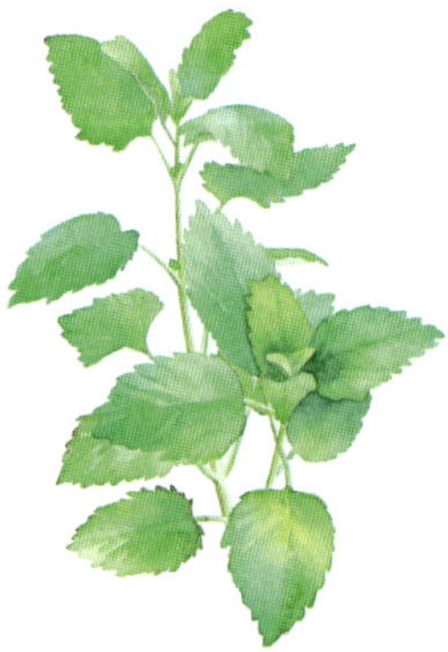

Tipp | Bereits beim ersten Kribbeln alle 30 Minuten im Wechsel den Balsam und einen Tropfen pures ätherisches Öl (Melisse, Teebaum, Pfefferminze oder Myrte) auftragen.

20 ml Sheabutter
5 ml Calendulaöl
5 Tropfen Melisse 30 %
5 Tropfen Myrte Anden
5 Tropfen Cistrose

Sheabutter im Wasserbad schmelzen, mit dem Calendulaöl und den ätherischen Ölen in einem Tiegel vermischen und abkühlen lassen. Der Balsam fördert das schnelle Abklingen von Lippenbläschen und kann bei frühzeitiger Anwendung den Ausbruch verhindern. Calendulaöl unterstützt die Wundheilung und sorgt in Kombination mit der intensiv pflegenden Sheabutter für eine cremige Konsistenz.

REINIGENDES WUNDSPRAY

Zur Säuberung von kleinen Verletzungen

Lavendel-, Immortellen- oder Rosenwasser

Ein paar Sprühstöße des Pflanzenwassers auf die Wunde sprühen. Der dem Pflanzenwasser oft zur Konservierung zugesetzte Alkohol kann ein leichtes Brennen auf der Wunde auslösen, ist aber nützlich, um die Verletzung zusätzlich zu säubern.

DUFTENDES WUNDPFLASTER

Für kleine Wunden und Schrammen

1 Tropfen Lavendel fein
1 Tropfen Benzoe Siam

Öle auf die Wunde tropfen und an der Luft trocknen lassen. Je nach Situation möglichst auf zusätzliches Klebepflaster verzichten. Lavendel fein wirkt desinfizierend und stark wundheilend. Benzoe Siam legt einen schützenden Film über die Wunde.

SCHNELLER BLUTSTILLER

Bei stark blutenden Wunden

1–2 Tropfen Cistrose

Bei starker Blutung kann das ätherische Öl der Cistrose pur aufgetropft werden, um die Blutung zügig zu stillen. Cistrosenöl lässt die Blutung innerhalb kurzer Zeit zur Ruhe kommen.

GRUNDMISCHUNG „ALLROUND-HELFER"

30 Tropfen Lavendel fein
30 Tropfen Manuka
30 Tropfen Immortelle
30 Tropfen Cistrose

Die ätherischen Öle in eine Leerflasche (5 ml) geben und vermischen. Alle vier Öle sind für ihre blutstillenden, antibakteriellen, entzündungshemmenden und wundheilenden Eigenschaften bekannt. Durch die antimykotische, juckreizstillende und schmerzlindernde Wirkung von Manuka und Lavendel fein ist die Mischung ideal bei Pilzerkrankungen oder Schmerzen. Cistrose fördert die Zellregenerierung der Haut. Immortelle hat eine abschwellende und lymphflussfördernde Wirkung bei Hämatomen und Prellungen. Die Mischung ist sehr vielfältig einsetzbar und wirkt wie ein natürliches Antibiotikum.

Kleine Wunden, blaue Flecken & Stiche | 1–3 Tropfen der Grundmischung pur auftragen.

Verbrennungen | 15 Tropfen der Grundmischung mit 30 ml Sanddornfruchtfleischöl vermischen und auf betroffene Körperstelle geben, sobald sich neue Haut gebildet hat.

Narben | 5–6 Tropfen der Grundmischung mit 1 EL Wildrosenöl mischen und auf die Narbe geben.

Erkältung | Mehrmals täglich 1–2 Tropfen der Grundmischung auf 1 TL Honig geben, einnehmen und langsam im Mund zergehen lassen.

Blasenentzündung | 6–8 Tropfen der Grundmischung für ein Dampfsitzbad in eine Schüssel oder kleinen Topf mit heißem Wasser geben und mit nacktem Unterleib für 10 Minuten darüber setzen. Bei anhaltenden Beschwerden ärztlichen Rat einholen.

ABSCHWELLENDES KÖRPERSPRAY

Bei Prellungen und blauen Flecken

30 ml Johanniskrautöl
20 ml Immortellenwasser
25 Tropfen Grundmischung „Allround-Helfer"
5 Tropfen Cajeput

Ätherische Öle in eine Sprühflasche (50 ml) geben und mit Pflanzenöl und Hydrolat auffüllen. Schütteln und auf die betroffenen Stellen sprühen. Das Spray lindert zusätzlich den Schmerz.

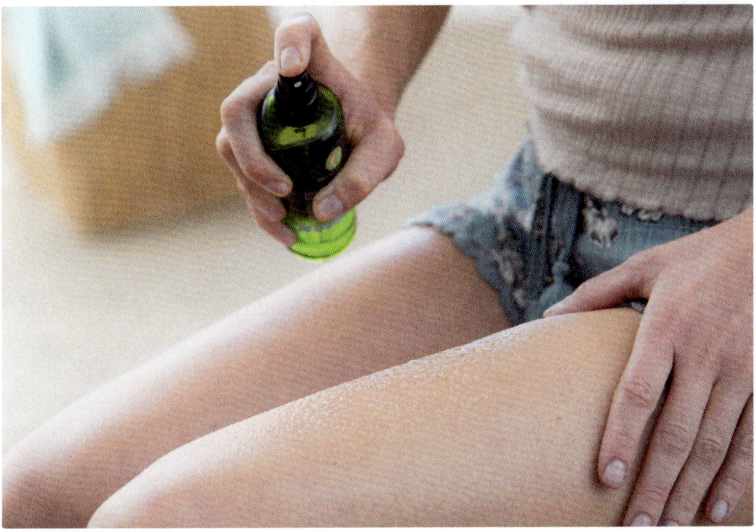

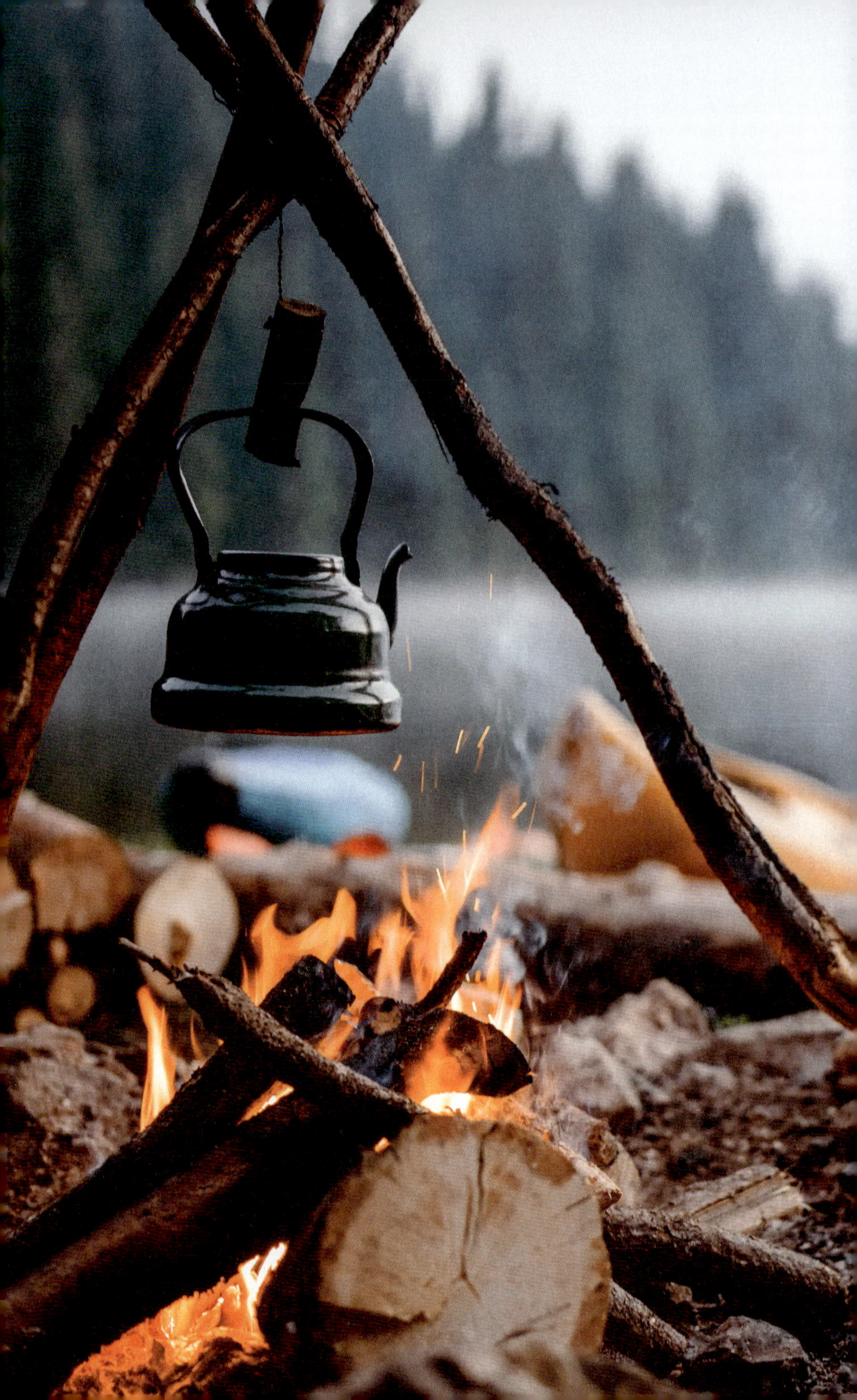

IN DER NATUR

Camping & Co

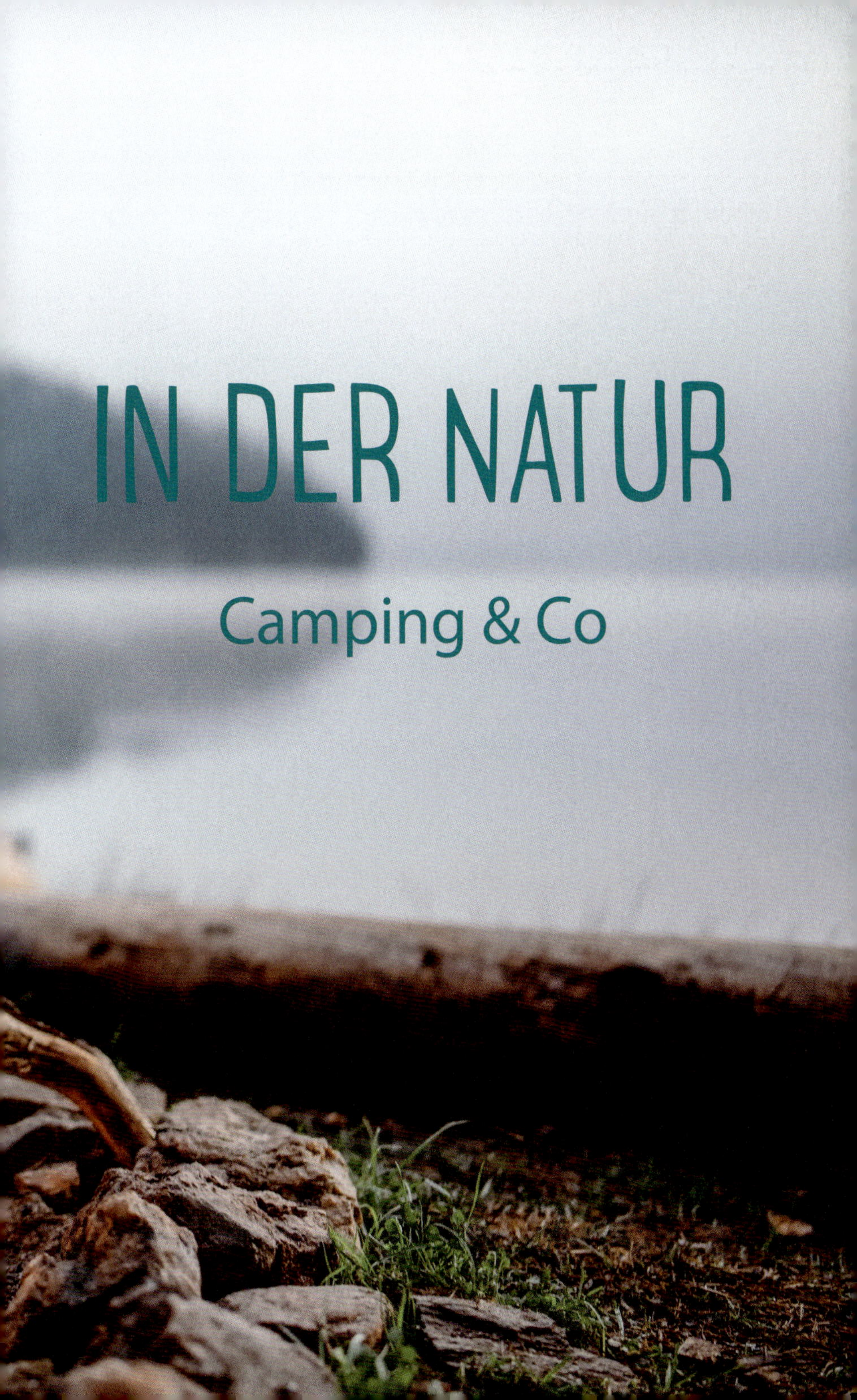

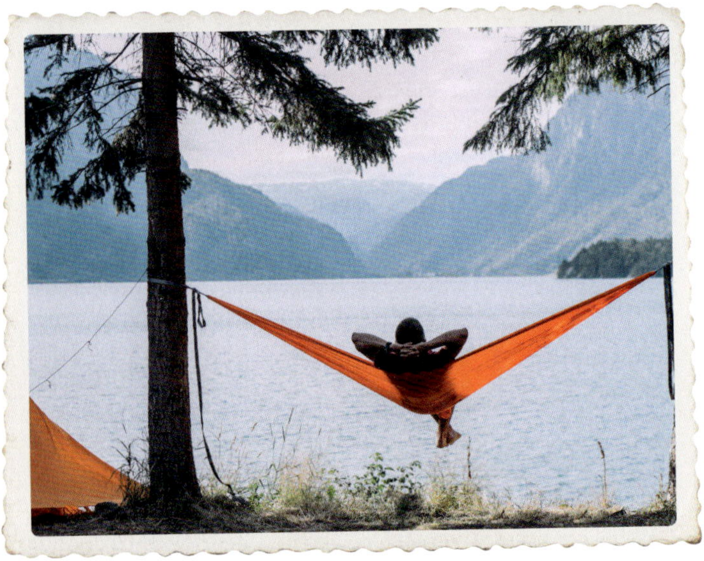

Der Mensch, das sonderbare Wesen:

Mit den Füßen im Schlamm, mit dem Kopf in den Sternen

Else Lasker-Schüler

Ob jung oder alt – bei Mitteleuropäer*innen ist und bleibt Camping eine der beliebtesten Urlaubs- und Reiseformen. Angefangen beim Schlafen im Zelt, das auf der Wanderung oder der Radtour für die Nacht aufgeschlagen wird, über den Ausflug im Minicamper mit ausziehbarer Liegefläche bis hin zum Urlaub im voll ausgestatteten Campingbus oder gar einem luxuriösen Wohnmobil. Der Charme des Campings liegt auf der Hand: Wir sind unabhängig, können uns frei bewegen, jederzeit flexibel der eigenen Nase folgen und überall dort spontan das Lager aufschlagen, wo es uns gefällt. Als besonders wohltuend erleben viele dabei die Nähe zur Natur und die Einfachheit, die in starkem

Kontrast zum ungezügeltem Konsumverhalten und der Reizüberflutung des modernen Alltags steht. Statt üppigem Hotelbuffet lädt uns das Leben im Zelt oder Camper dazu ein, uns selbst zu versorgen und – im wahrsten Sinne des Wortes – auf kleiner Flamme zu kochen. Je nach Aufenthaltsort kann uns eine banale Sache wie die Körperpflege vor logistische Herausforderungen stellen und damit zum unvergesslichen Ereignis werden.

Der freiwillige Verzicht auf Luxus und alltägliche Bequemlichkeiten weckt bei uns häufig Gefühle tiefer Zufriedenheit und Entschleunigung. In der Beschränkung erfahren wir eine Wiederbesinnung auf das Wesentliche. Uns wird bewusst, wie wenig wir eigentlich brauchen, um glücklich zu sein. Wir erfahren uns neu in unserer selbstgewählten Freiheit und erleben dabei oft unerwartete Abenteuer, die unseren Horizont erweitern.

Wer sich auf solch mutiges Wagnis einlässt, wird früher oder später mit der einen oder anderen Herausforderung konfrontiert, für die es sich lohnt, eine gut ausgestattete Reiseapotheke bei sich zu haben. Ätherische Öle, Pflanzenöle und Pflanzenwässer finden hier vielfältigen Einsatz.

Bei Ankunft stellen sich typischerweise zunächst die ortsansässigen Insektenarten vor. Ob fliegend und krabbelnd – die kleinen Nervensägen haben glücklicherweise fast alle gemeinsam, dass sie den intensiven Duft der ätherischen Öle meiden. Kaum haben wir uns am Zielort eingerichtet, hat sich häufig bereits ein Familienmitglied die erste Schramme eingefangen. Am abendlichen Lagerfeuer verirrt sich dann noch ein heißer Funke auf eine freiliegende Körperstelle, oder das Schnitzprojekt im Flackerlicht endet mit einem blutigen Finger. Zum Glück sind die schnell einsetzbaren Dufthelfer für die meisten kleinen Notfälle, die das Outdoorleben mit sich bringt, gut geeignet. Auf den folgenden Seiten findest du die wichtigsten Rezepturen und Tipps.

Insektenabwehr, Stiche & Bisse

GRUNDMISCHUNG „INSEKTENSCHRECK“

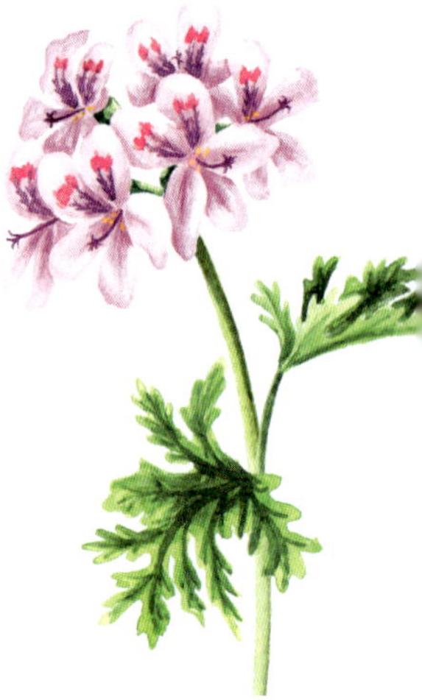

30 Tropfen Eukalyptus citriodora
30 Tropfen Rosengeranie
30 Tropfen Lavendel fein
30 Tropfen Zeder

Wer mit leichtem Gepäck unterwegs ist, kann diese Grundmischung in einem kleinen Fläschchen (5 ml) mitnehmen und damit unterwegs nach Bedarf eine Mischung herstellen:

Roll-On | 6 Tropfen der Grundmischung mit 10 ml Pflanzenöl (z. B. Schwarzkümmelöl) mischen.

Körperspray | 20 Tropfen der Grundmischung mit 20 ml Schwarzkümmelöl und 30 ml Lavendelwasser (oder Trinkwasser) mischen. Vor jedem Gebrauch schütteln und dann auf die Haut sprühen.

Körperöl | 20 Tropfen der Grundmischung mit 50 ml Pflanzenöl (z. B. Schwarzkümmelöl) mischen.

Raum- & Textilspray | 18 Tropfen der Grundmischung in einer Sprühflasche (30 ml) mit 5 ml Alkohol (z. B. Wodka) mischen und mit einem Hydrolat oder Trinkwasser auffüllen.

Raumduft | 3–5 Tropfen der Grundmischung auf einen oder mehrere Duftträger geben und in der näheren Umgebung platzieren.

SCHÜTZENDES KÖRPERÖL

Zum Schutz vor Zecken

25 ml Schwarzkümmelöl
25 ml Kokosbutter
20 Tropfen der Grundmischung „Insektenschreck"

Kokosbutter durch leichte Erwärmung zum Schmelzen bringen. Das flüssige Öl in eine Leerflasche (50 ml) geben und mit den anderen Zutaten auffüllen. Vor Ausflügen Knöchel und Handgelenke damit einreiben. Schwarzkümmelöl und Kokosbutter sind bewährte Mittel gegen Zecken. Auch die in der Grundmischung enthaltenen Öle sind erprobte Helfer gegen Zecken.

Tipp | Für unterwegs 10 ml Schwarzkümmelöl und 4 Tropfen der Grundmischung „Insektenschreck" in ein Roll-On-Fläschchen (10 ml) geben.

KÜHLENDES SPRAY

Bei Mückenstichen

30 ml Orangenblütenwasser / Pfefferminzwasser
6 Tropfen Pfefferminze
3 Tropfen Lavendel fein

Ätherische Öle in eines der Hydrolate geben. Vor Gebrauch schütteln und auf den Insektenstich sprühen. Die Mischung wirkt kühlend, lindert Juckreiz und unterstützt das Abheilen.

Pure Anwendung | Lavendel fein, Pfefferminze und Teebaum können auch pur direkt auf den Mückenstich gegeben werden, um Juckreiz zu lindern und das Abheilen zu fördern.

SCHWARZKÜMMEL-ZECKENABWEHR

1 TL Schwarzkümmelöl

Vor einem Ausflug in die Natur das Schwarzkümmelöl auf einem Stück Brot oder pur einnehmen.

Hinweis | Die Einnahme kann zu Aufstoßen führen. Die Verträglichkeit ist von Mensch zu Mensch unterschiedlich.

Anti-Zecken-Ernährungstipp | Der Duft von saurem Schweiß lockt Zecken besonders stark an. Wer sich basisch ernährt, macht Zecken gar nicht erst auf sich aufmerksam. Es empfiehlt sich daher, unter anderem den Milch- und Fleischkonsum zu verringern. Zur basischen Ernährung gibt es viele hilfreiche Ratgeber.

NACHSORGE BEI ZECKENBISS

1 Tropfen Nelkenknospe, Lavendel fein oder Teebaum

Bei einem Zeckenbiss ist es wichtig, die Zecke baldmöglichst mit einer Zeckenzange oder -schlinge vollständig zu entfernen. Wenn alle Teile der Zecke komplett entfernt sind, kann der Biss mehrmals täglich mit einem der oben genannten ätherischen Öle abgetupft werden.

Hinweis | Wenn eine Zecke angebissen hat, darf kein ätherisches Öl aufgetragen werden, da Zecken sich daraufhin übergeben und somit Krankheitserreger übertragen können. Die Anwendung erfolgt erst nach vollständiger Entfernung der Zecke.

Allergien & Heuschnupfen

GRUNDMISCHUNG „ALLERGIE-RETTER"

Zur Vorsorge und Behandlung von Heuschnupfen

30 Tropfen Zeder
30 Tropfen Manuka
30 Tropfen Melisse 30 %

Die Öle in eine Leerflasche (5 ml) geben. Die Mischung hat eine antihistaminische Wirkung und kann bei frühzeitiger Anwendung zu einem sanfteren Verlauf des Heuschnupfens beitragen.

Riechstift | 4–6 Tropfen der Grundmischung in einen Riechstift geben. 6–8 Wochen vor der Haupt-Pollenzeit damit beginnen, mehrmals täglich an der Mischung zu schnuppern.

Roll-On | 4–6 Tropfen der Grundmischung mit 10 ml Schwarzkümmelöl in ein Roll-On-Fläschchen geben. Bereits 6–8 Wochen vor der Haupt-Pollenzeit mehrmals täglich auf Handgelenke und Nasenflügel auftragen.

Schwarzkümmelöl-Booster | Zur Vorsorge zweimal täglich 1 TL Schwarzkümmelöl mit 1 Tropfen der Grundmischung auf einem Stück Brot oder pur einnehmen.

Gesichtsspray | 18 Tropfen der Grundmischung in 30 ml Rosenwasser geben und vor jedem Gebrauch schütteln.

Akut-Hilfe | 1 Tropfen auf 1 TL Honig oder Zucker einnehmen.

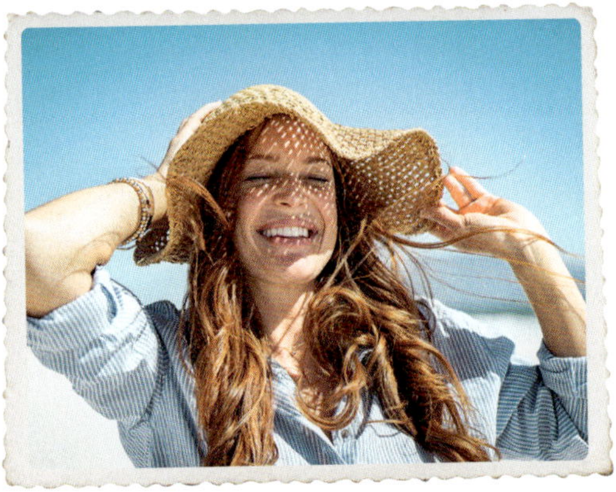

Sonnenschutz & After Sun

SONNENSCHUTZ-KÖRPERÖL

LSF 4–7

30 ml Kokosbutter
30 ml Sesamöl
30 ml Jojobaöl
12 Tropfen Lavendel fein
8 Tropfen Karottensamen
5 Tropfen Weihrauch arabisch

Kokosbutter im Wasserbad schmelzen. Zusammen mit den anderen Zutaten in eine Flasche (100 ml) füllen. Die Mischung gut schütteln. Für einen leichten, natürlichen Sonnenschutz vor dem Ausflug auf freiliegende Körperstellen auftragen.

Hinweis | Ein natürlicher Sonnenschutz mit Pflanzenölen ersetzt bei starker Sonne keine Sonnencreme.

SONNENSCHUTZ-KÖRPERCREME

LSF 15–20

20 ml Sheabutter
10 ml Kokosbutter
10 ml Jojobaöl
10 g Zinkoxid-Pulver
5 Tropfen Karottensamen
5 Tropfen Lavendel fein

Kokos- und Sheabutter im Wasserbad schmelzen und mit den Ölen mischen. Zinkoxid-Pulver achtsam einrühren und abkühlen lassen. Vor dem Sonnenbad nicht bedeckte Hautstellen gründlich mit der Körpercreme einreiben.

Hinweis | Zinkoxid-Pulver ist in Apotheken erhältlich und sollte mit Mundschutz verarbeitet werden. Beträgt der Zinkoxid-Anteil der Mischung 20 %, besteht ein Lichtschutzfaktor von etwa 20.

AFTER-SUN-KÖRPERSPRAY

60 ml Lavendelwasser / Pfefferminzwasser
20 ml Aloe-Vera-Öl
20 ml Sanddornfruchtfleischöl
20 Tropfen Lavendel fein

Lavendel fein mit Sanddornfruchtfleisch- und Aloe-Vera-Öl mischen und mit Hydrolat auffüllen. Vor jedem Gebrauch kräftig schütteln. Auf die sonnengeküsste Haut sprühen und einmassieren. Für einen zusätzlichen Kühleffekt im Kühlschrank lagern.

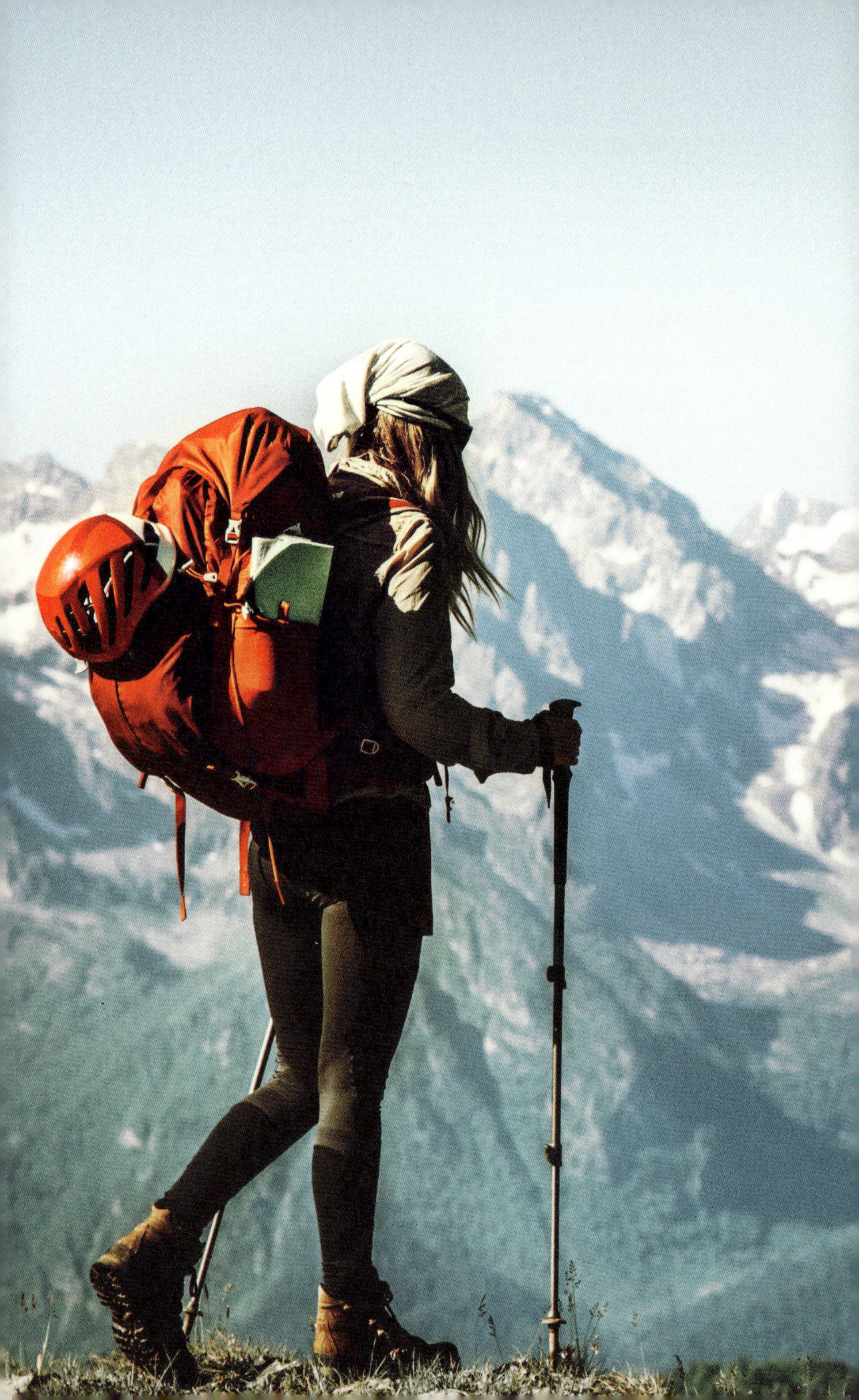

OUTDOOR

Sport & Bewegung

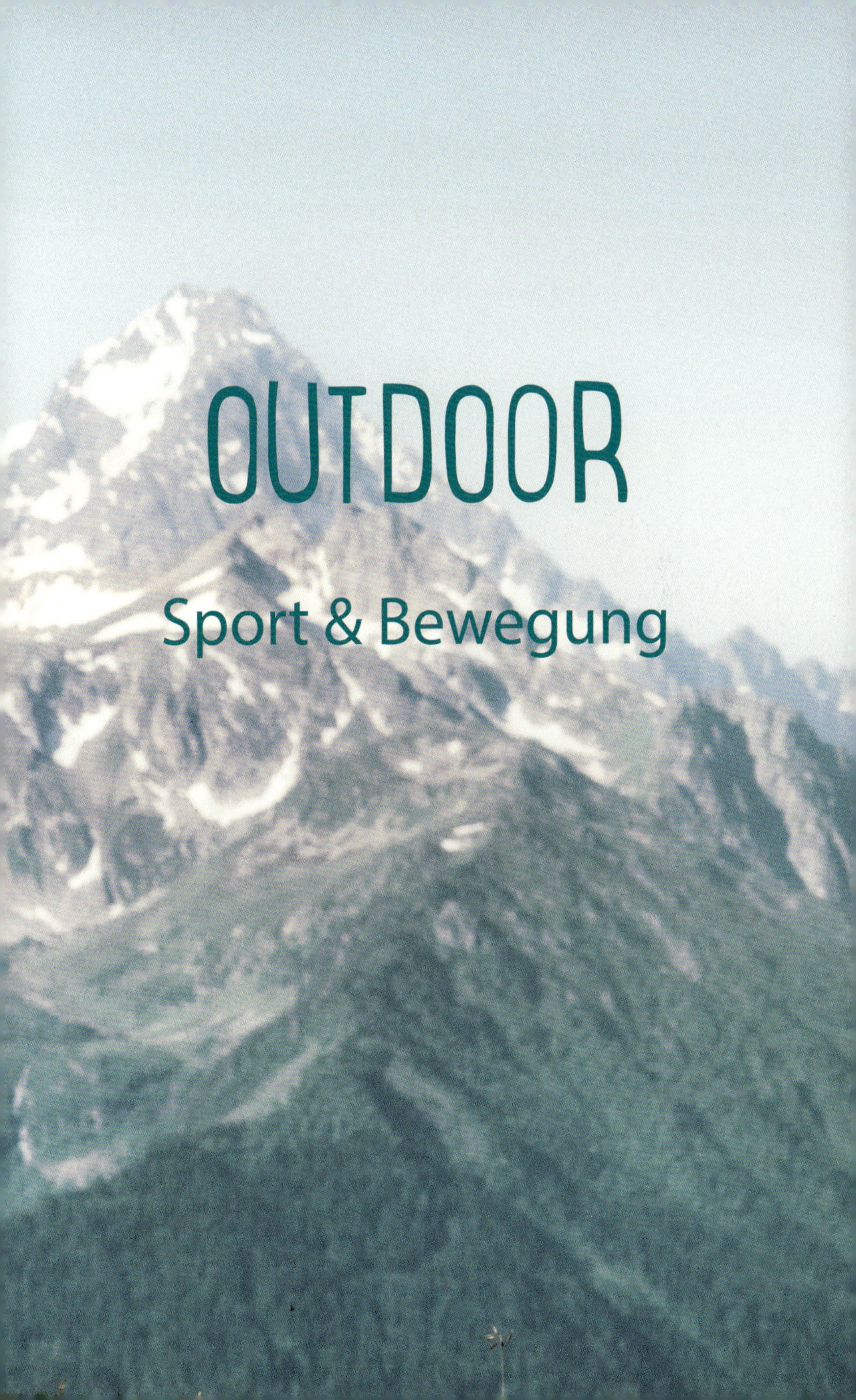

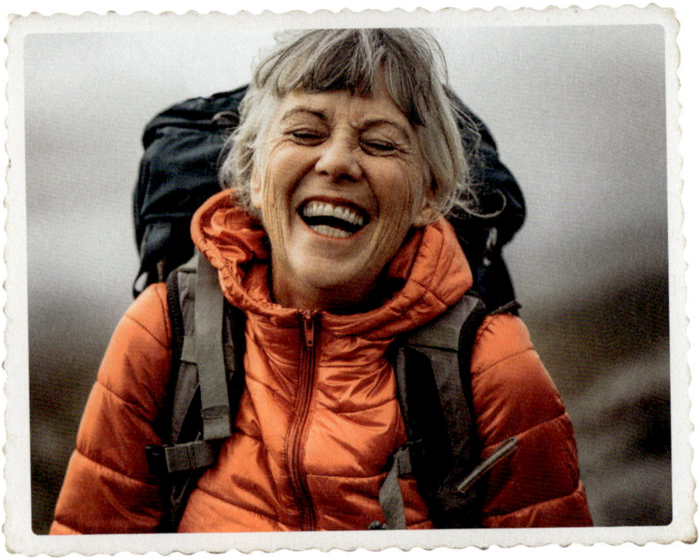

Eine Reise ist ein Trunk

aus der Quelle des Lebens

Christian Friedrich Hebbel

Die vielfältigen Oasen der Natur dienen uns nicht nur zur Erholung, sie bieten auch eine bunte Spielwiese für alle Outdoor-Begeisterten. Angefangen bei leichten Bergwanderungen, Fahrradtouren mit der ganzen Familie oder erfrischendem Wassersport ist bis hin zu halsbrecherischen Extremsportarten für jeden Körper-, Ausdauer- und Risikotyp etwas im Angebot. Egal ob wir eher gemütlich unterwegs oder auf der Suche nach dem nächsten Adrenalinkick sind – sportliche Aktivität an der frischen Luft hält nicht nur den Körper fit und stärkt das Immunsystem, sie macht vor allem riesigen Spaß. Bereits als Kinder haben wir den Drang, uns in körperlicher Bewegung zu erfahren und uns auf diese dynamische Weise mit der Welt zu verbinden. Wir erforschen die unendlichen Möglichkeiten und Potentiale unserer physischen Materie. Eingebettet in wilde Landschaften und beeindruckende Naturkulissen entdecken wir unsere ureigene Lebendigkeit. Angesichts neuer Herausforderungen bezwingen wir unseren Schweinehund und stärken unsere Willenskraft. Den Elementen ausgesetzt, werden wir uns unserer menschlichen Verletzlichkeit bewusst und begegnen uns selbst immer wieder neu. Wir testen und erweitern unsere Grenzen, wachsen über uns hinaus und entdecken ungeahnte Kraftquellen. Solch vitalisierende Naturabenteuer schenken uns intensive Glücksgefühle und führen uns zu einem Zustand tiefer Zufriedenheit.

Im Rausch der Bewegung gilt es jedoch, stets eine gute Balance zwischen Sicherheit und Risiko zu finden. Erst wenn wir unsere Komfortzone verlassen, können wir neue Erfahrungen machen und zu ungeahnter Größe heranreifen. Ein gewisses Maß an Risiko gehört also dazu und macht sicherlich auch den Reiz vieler Outdoor-Sportarten aus. Erst wenn wir uns zutrauen, eine neue Herausforderung zu meistern, begegnen wir unserem wahren Potential, entfalten ungenutzte Kräfte und entwickeln unsere Fähigkeiten. Das ausgeschüttete Adrenalin macht den Geist wach und bringt uns in Kontakt mit kraftvoller Vitalität.

Gleichzeitig weiß jeder Outdoor-Fan, wie wichtig es ist, die eigenen Grenzen zu kennen. Sobald wir uns in einem kritischen Bereich bewegen, sollten wir achtsam sein und die kleinsten Warnsignale bemerken. Zu dieser Achtsamkeit gehört auch, uns gut auf neue Wagnisse vorzubereiten. Ausgerüstet mit der richtigen Kleidung, Proviant, dem passenden Equipment und bestmöglichen Informationen kann es losgehen. Unverzichtbar ist dabei das Erste-Hilfe-Täschchen mit nützlichen Ölen und Mischungen für sorglose Leichtigkeit bei jedem Abenteuer.

Fit für Abenteuer

ERFRISCHENDER FITNESS-DRINK

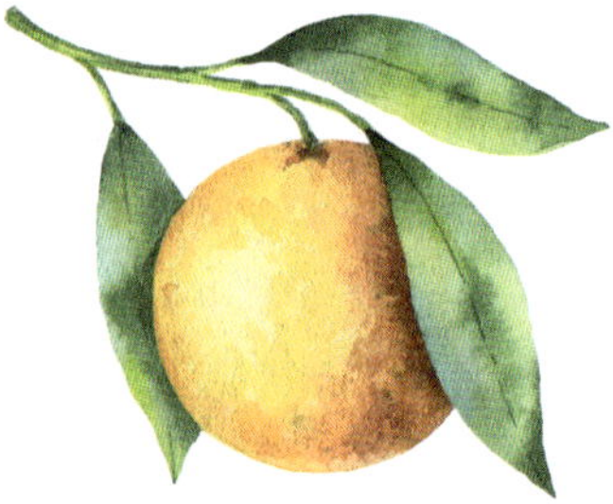

1 L Mineralwasser
½ Zitrone (Bio)
2 Scheiben Orange (Bio)
1 Prise Salz
3 Tropfen Orange
3 Tropfen Zitrone

Zitronensaft auspressen, mit den ätherischen Ölen und Salz mischen und ins Mineralwasser geben. Halbierte Orangenscheiben dazugeben. Das Getränk versorgt den Körper mit wichtigen Elektrolyten und neuer Energie. Seine isotonischen Eigenschaften machen es zum idealen Begleiter bei sportlicher Aktivität.

AROMATISCHE KRAFTKUGELN

Grundrezept für 10–15 Kugeln

150 g Trockenfrüchte (z. B. Datteln, Feigen)
70 g Nüsse (z. B. Cashews, Mandeln, Haselnüsse)
2 EL Sanddornfruchtfleischöl
8 Tropfen Orange
4 Tropfen Ingwer

Alle Zutaten im Mixer zerkleinern und zu mundgerechten Kugeln formen. Danach in Kokosraspeln, Sesam oder Kakao wälzen. Die leckeren Kugeln sind eine reichhaltige Energiequelle.

SCHÜTZENDER PFLEGEBALSAM

Bei Kälte und Hitze

15 ml Sheabutter
5 g Bienenwachs
5 ml Sanddornfruchtfleischöl
5 Tropfen Lavendel fein
4 Tropfen Karottensamen
3 Tropfen Benzoe Siam

Sheabutter und Bienenwachs in einem Glastiegel (25 ml) im Wasserbad bei max. 37 °C schmelzen. Alle Öle vorsichtig einrühren und den Balsam erhärten lassen. Bei extremen Temperaturen oder Wetterlagen auf Lippen und andere, den Witterungsbedingungen ausgesetzte Hautstellen auftragen. Der pflegende Balsam schützt die Haut vor Kälte und Hitze, verhindert das Austrocknen und stärkt die natürliche Hautschutzbarriere.

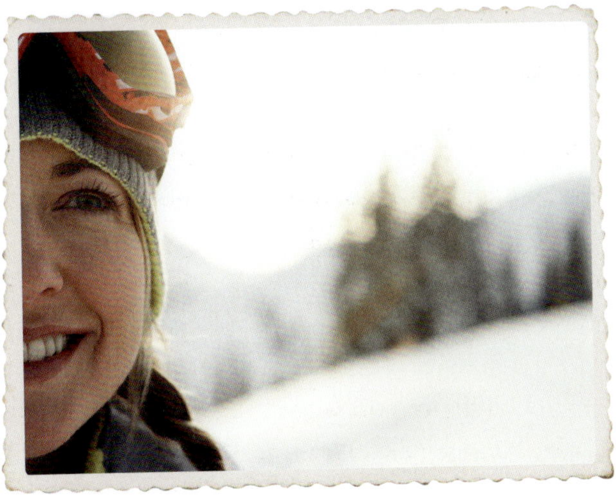

PFLEGENDER FUSSBALSAM

Zur Vorbeugung von Blasen

20 ml Sheabutter
5 ml Jojobaöl
6 Tropfen Lavendel fein
3 Tropfen Karottensamen
3 Tropfen Weihrauch arabisch

Tipp | Eine mit Wundwasser gefüllte Blase kann mit einer sauberen, desinfizierten Nadel angestochen werden, um die Flüssigkeit abzulassen. Mit Apfelessig und 1 Tropfen Lavendel fein abtupfen.

Sheabutter in einem Glastiegel (25 g) im Wasserbad bei max. 37 °C schmelzen und mit Ölen vermischen. Wer neue oder drückende Wanderschuhe trägt, kann gefährdete Hautstellen mit dem Balsam einreiben und seine Füße so vor Blasenbildung schützen. Die Mischung pflegt und stärkt die Haut, macht sie geschmeidig und fördert ihre Elastizität.

KÜHLENDER WADENWICKEL

Bei geschwollenen Beinen

30 ml Pfefferminz- oder Immortellenwasser
6 Tropfen Orange
6 Tropfen Lorbeerblätter

Ätherische Öle in eines der Pflanzenwässer geben und vor jeder Anwendung schütteln. Waden mit der Mischung einsprühen und mit feuchten Tüchern einschlagen. Mit einem trockenen Tuch umwickeln, Füße hochlegen und 10 Minuten ruhen. Zusätzlich viel Wasser trinken, um eingelagerte Flüssigkeit auszuleiten.

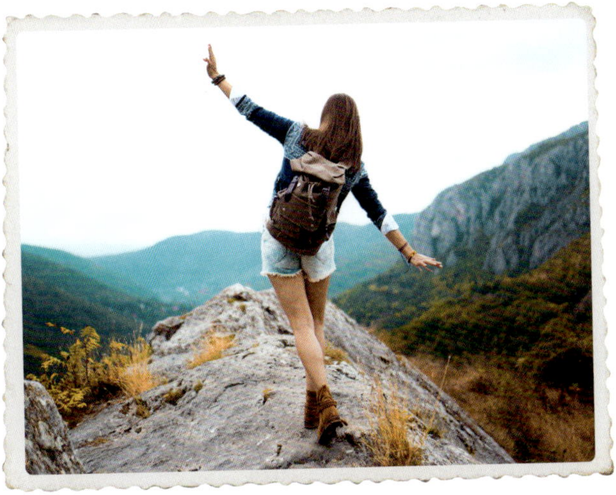

MUTMACHER-ROLL-ON

Bei Höhenangst

10 ml Jojobaöl
3 Tropfen Neroli 10 %
2 Tropfen Manuka
1 Tropfen Zeder

Alle Öle in ein Roll-On-Fläschchen (10 ml) geben. Bei Bedarf auf Nasenflügel, Schläfen und Handgelenke auftragen.

Erdungs-Moment | Halte für einen Moment inne und finde Stabilität, indem du dich hinsetzt oder anlehnst. Atme den Duft tief ein und atme dann so langsam und lange wie möglich wieder aus. Verlängere mit jedem Atemzug die Ausatmung. Spüre den Halt in deinem Körper, lenke den Blick bewusst von der Tiefe weg auf eine Stelle ganz nah vor oder über dir. Nimm dir Zeit, bis du dich wieder sicher auf den Beinen fühlst.

ANREGENDES KÖRPERÖL

Vor dem Sport

50 ml Sesamöl
8 Tropfen Orange
8 Tropfen Lorbeerblätter
4 Tropfen Myrte Anden

Ätherische Öle in das Pflanzenöl geben. Die Mischung regt die Durchblutung an und beugt Muskelkater vor.

MOTIVIERENDER RIECHSTIFT

2 Tropfen Orange
2 Tropfen Basilikum
1 Tropfen Lorbeerblätter

Ätherische Öle in den Riechstift geben und daran schnuppern.

ENTSPANNENDES KÖRPERÖL

Nach dem Sport

50 ml Johanniskrautöl
10 Tropfen Ingwer
5 Tropfen Lavendel fein
5 Tropfen Muskatellersalbei

Alle Zutaten in eine Flasche (50 ml) füllen. Die wärmende Mischung entspannt die Muskeln und fördert ihre Regeneration.

LINDERNDES MUSKELKATER-SPRAY

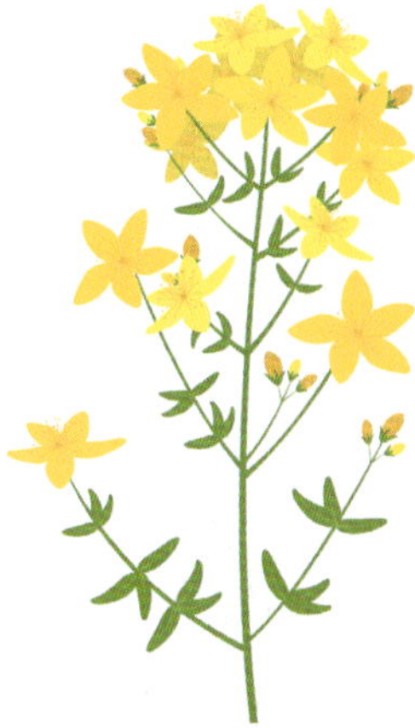

30 ml Immortellenwasser
20 ml Johanniskrautöl
8 Tropfen Myrte Anden
8 Tropfen Wintergrün
7 Tropfen Lorbeerblätter
7 Tropfen Ingwer

Ätherische Öle in das Pflanzenöl geben und mit dem Pflanzenwasser auffüllen. Nach sportlicher Aktivität löst die wärmende Mischung Verspannungen, lindert Muskelschmerzen und unterstützt die Muskelregeneration.

WÄRMENDES GELENKÖL

30 ml Johanniskrautöl
20 ml Sesamöl
8 Tropfen Wintergrün
8 Tropfen Ingwer
8 Tropfen Manuka
6 Tropfen Cajeput

Ätherische Öle in eine Flasche (50 ml) füllen und die Pflanzenöle hinzufügen. Strapazierte und schmerzende Gelenke mehrmals täglich mit dem Öl einreiben. Die Mischung wirkt entzündungshemmend und lindert Gelenkschmerzen. In Kombination mit mobilisierenden Massagen fördert sie die Beweglichkeit strapazierter Gelenke. Zusätzliche Wärmeanwendungen können für wohltuende Linderung sorgen.

Sportverletzungen

KÜHLENDES SCHMERZSPRAY

Bei stumpfen Verletzungen und Schwellungen

50 ml Pfefferminzwasser
10 Tropfen Pfefferminze
15 Tropfen Lorbeerblätter
15 Tropfen Immortelle

Ätherische Öle in das Hydrolat geben. Vor jedem Gebrauch schütteln und bei stumpfen Verletzungen auf die betroffene Körperstelle sprühen. Die Mischung wirkt stark schmerzlindernd und abschwellend. Der wohltuende Kälteeffekt kann mit einem Kühlbeutel oder einem kühlen Quarkwickel verstärkt werden.

Hinweis | Die Behandlung dient der akuten ersten Selbsthilfe. Bei jeder größeren Sportverletzung ärztlichen Rat einholen.

KÜHLER ERSTE-HILFE-QUARKWICKEL

Ein Quarkwickel kann bei akuten Sportverletzungen sehr hilfreich sein. Dazu ein dünnes Baumwolltuch mehrmals falten und auf die erste Lage eine dicke Schicht (0,5 cm) Quark streichen. Die Quarkseite auf die betroffene Körperstelle legen und mit einer Mullbinde für etwa 20–40 Minuten fixieren. Den Wickel abnehmen, die Haut mit lauwarmem Wasser abwaschen und abtrocknen. Anschließend ruhen und Belastung vermeiden. Anwendung kann zwei- bis dreimal täglich durchgeführt werden.

WÄRMENDES SCHMERZÖL

Bei Prellungen, Stauchungen oder Quetschungen

50 ml Johanniskrautöl
15 Tropfen Immortelle
15 Tropfen Wintergrün
10 Tropfen Cajeput

Ätherische Öle in eine Flasche (50 ml) geben und mit dem Pflanzenöl auffüllen. Das wärmende Schmerzöl sollte erst angewendet werden, wenn eventuelle Schwellungen durch eine Kältebehandlung vollständig abgeklungen sind. Die Mischung regt die Durchblutung an und fördert den Lymphfluss, wodurch die Selbstheilungskräfte des Körpers unterstützt werden.

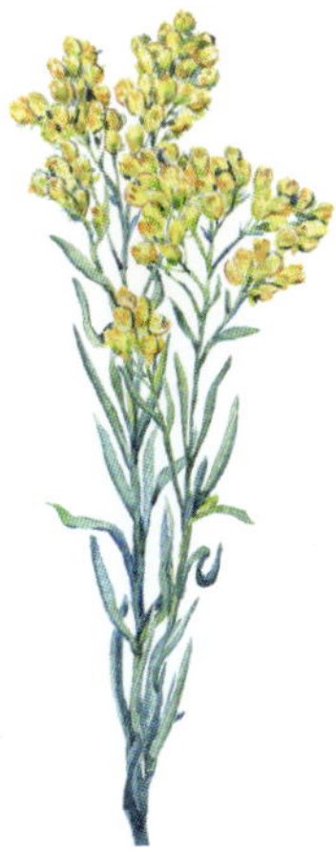

SCHÜTZENDE WUNDSALBE

Bei Kratzern und Schürfwunden

10 ml Sheabutter
5 g Bienenwachs / Nadelbaumharz
10 ml Calendulaöl
4 Tropfen Lavendel fein
4 Tropfen Immortelle
2 Tropfen Benzoe Siam

Sheabutter und Bienenwachs in einem Glastiegel (25 ml) im Wasserbad schmelzen und mit den Ölen vermischen. Die wundheilende und entzündungshemmende Salbe lässt kleine Kratzer und Schürfwunden schnell abheilen. Statt Bienenwachs kann auch Nadelbaumharz verwendet werden.

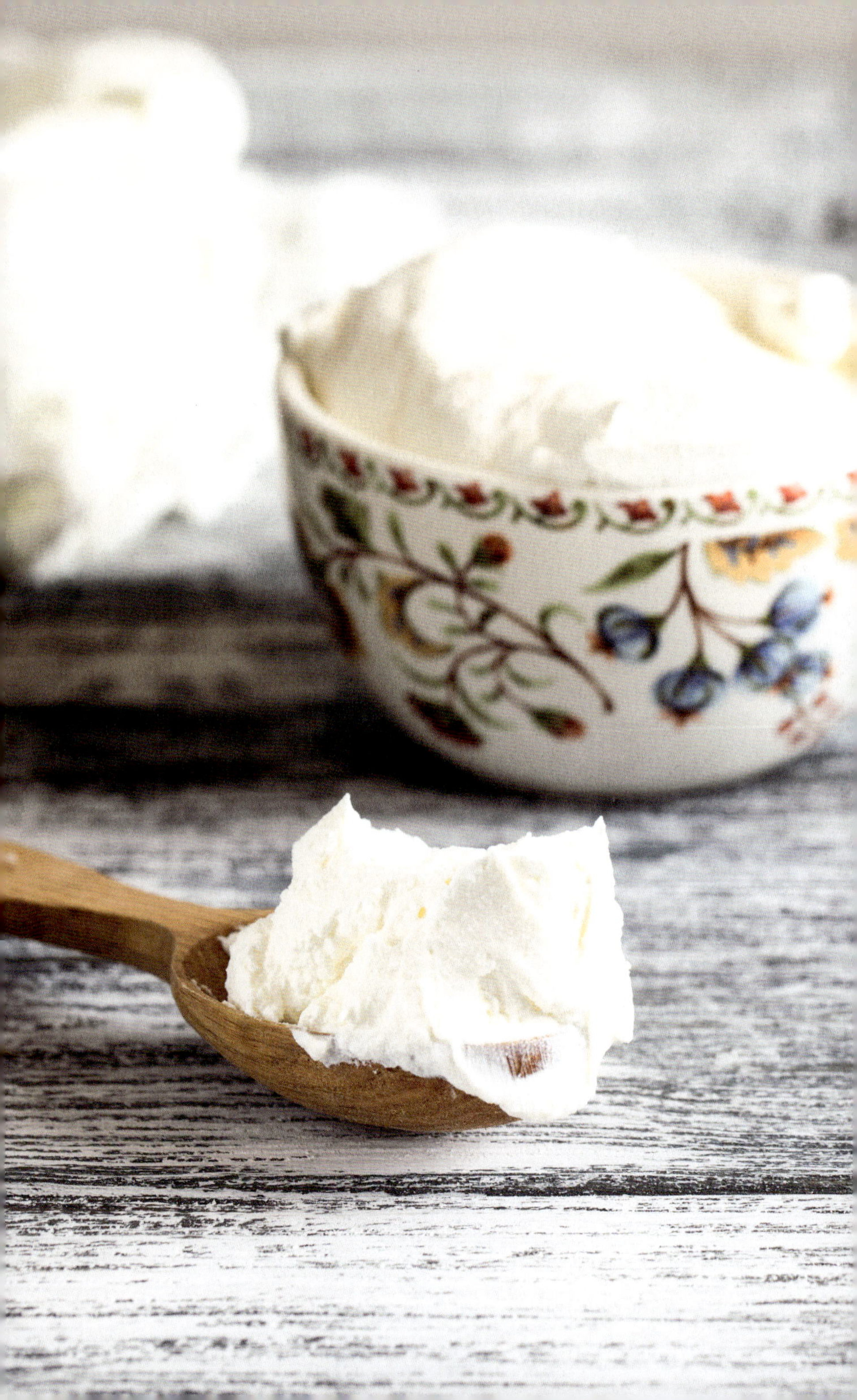

KÖRPERPFLEGE

Zero Waste

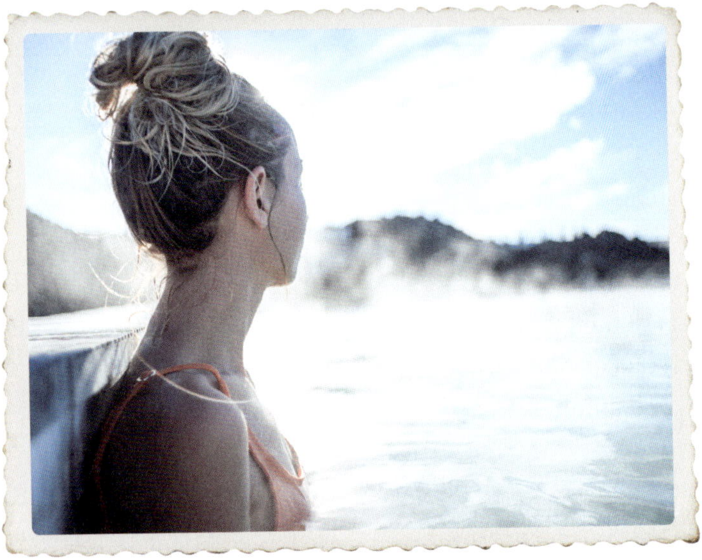

Tu deinem Körper Gutes,

damit deine Seele Lust hat, darin zu wohnen

Teresa von Ávila

Abseits des eigenen Badezimmers kommt die ganzheitliche Körperpflege unterwegs gerne mal etwas zu kurz. Dabei sind verwöhnende Pflegerituale gerade auf Reisen eine wahre Wonne, die wir in der Fremde meist ganz neu zu schätzen lernen. Körperhygiene und -pflege spielen eine entscheidende Rolle für unser Wohlbefinden und sind insbesondere auf Reisen ein wichtiger Teil der Gesundheitsvorsorge. Eine schützende, nährende und auf natürlichen Rohstoffen basierende Pflege unterstützt das Hautimmunsystem und verhindert das Eindringen schädlicher Keime. Gleichzeitig fühlen wir uns schlicht und einfach wohler in unserer Haut, wenn wir uns unterwegs regelmäßig frisch machen können. Spätestens dann, wenn die Reisepläne durchkreuzt werden, wir wegen einer Schneesturmwarnung am Flughafen übernachten müssen oder in praller Mittagshitze den platten Reifen gewechselt haben, sind wir dankbar für die erfrischenden Kosmetikartikel in unserem Handgepäck. Denn welche*r Reisefreudige ist noch nie hektisch und mit schwerem Gepäck zum Bahnsteig gerannt, um völlig verschwitzt gerade noch den letzten Zug zu erwischen?

In solchen Situationen kann sich das duftende Deo plötzlich essenziell anfühlen, das Trockenshampoo sich in ein kostbares Gut verwandeln und das erfrischende Zähneputzen zum sinnlichen Hochgenuss werden. Auch über die Notfall-Katzenwäsche hinaus können vertraute Pflegerituale uns im turbulenten Reiseleben Halt und Selbstvertrauen schenken.

Aber wer schleppt schon gerne das Gewicht eines übergroßen Kulturbeutels mit sich herum? Die gewohnten Kosmetikprodukte sind leider oft zu groß, unhandlich und schwer. Es heißt also: kreativ werden! Die Zero-Waste-Bewegung inspiriert dazu, mit wenigen natürlichen Zutaten nachhaltige Pflegeprodukte herzustellen. Dabei können wir genau auf unsere individuellen Bedürfnisse eingehen und uns für die jeweilige Reise ideal ausstatten. Besonders bei einem minimalistischen Reisestil mit kleinem Gepäck gilt es, pragmatisch zu packen und möglichst wenige, platzsparende und vielseitig einsetzbare Produkte mitzunehmen. Mit ätherischen Ölen lassen sich von selbstgemachter Mundspülung über Haarseife bis hin zum kreativen Hautpeeling viele Duftschätze mischen, die uns unterwegs genussvolle Momente schenken. Die wohltuenden Begleiter garantieren duftende Rettung in so mancher prekären Situation. Sie verbinden uns mit uns selbst, lassen uns strahlen und sind eine wahre Wohltat für Körper, Geist und Seele – wo immer wir gerade sind.

Hygiene & Pflege

PFLEGENDE HAAR- & KÖRPERSEIFE

25 ml Sheabutter
50 g Maisstärke
50 g SLSA Tensid (Lathanol)
10 Tropfen Lavendel fein
5 Tropfen Manuka
5 Tropfen Rosengeranie

Sheabutter im Wasserbad schmelzen und die ätherischen Öle hinzufügen. Mit Maisstärke und dem Tensid vermischen, zu einer festen Masse kneten, nach Wunsch formen und aushärten lassen. Die Seife überrascht mit cremiger Schaumbildung, durch die sie sich sehr gut verteilen lässt. Haut und Haare fühlen sich nach der Wäsche angenehm sauber und gleichzeitig gepflegt an.

DUFTENDES KÖRPERPEELING

(kompostierbar)

2–4 EL Kaffeesatz / feines Salz / Zucker
2 EL natives Pflanzenöl
1 EL Honig (Bio)
1–3 Tropfen Zitrone / Orange / Ingwer

Peeling in einem sauberen Gefäß anrühren, unter der Dusche auf die feuchte Haut geben und in kreisenden Bewegungen einmassieren. Anschließend keine Seife verwenden, sondern das Peeling einfach mit Wasser abduschen. Mit einem Handtuch sanft abtupfen, um den hautpflegenden Effekt des Pflanzenöls zu erhalten. Die vitalisierende Wirkung des Peelings wird durch die belebenden ätherischen Öle unterstützt.

ENTSPANNENDES PFLEGE- & MASSAGEÖL

50 ml Jojobaöl / Aprikosenkernöl
6 Tropfen Rosengeranie
4 Tropfen Weihrauch arabisch

Ätherische Öle in das Pflanzenöl geben und vermischen. Zur Körperpflege empfiehlt sich die Anwendung auf der feuchten Haut z. B. direkt nach dem Duschen, wodurch das Körperöl schneller in die Haut einziehen kann.

NÄHRENDE KÖRPERBUTTER

25 ml Sheabutter
5 ml Mandelöl
4 Tropfen Orange
2 Tropfen Benzoe Siam

Zutaten in einer Schüssel ca. 5 Minuten lang mit einem Rührgerät aufschlagen und in einen sauberen Glastiegel füllen. Die cremige Körperbutter kann auf trockener oder feuchter Haut angewendet werden und bietet intensive Pflege. Durch ihre cremige Konsistenz eignet sie sich gut für die Reise. Bei Reisen in heißen Ländern kann die Körperbutter sich jedoch verflüssigen.

Mund- & Zahnpflege

GRUNDMISCHUNG „FRISCHER ATEM“

Für ein erfrischendes Mundwasser

40 Tropfen Pfefferminze
40 Tropfen Zitrone
40 Tropfen Teebaum

Ätherische Öle in eine Leerflasche (5 ml) füllen. Nach Bedarf 5–6 Tropfen der Grundmischung in eine Flasche (500 ml) mit Trinkwasser oder kaltem Salbeitee geben. Vor Gebrauch gut schütteln und wie gewohnt zur Mundspülung verwenden.

PFLEGENDE ZAHNCREME

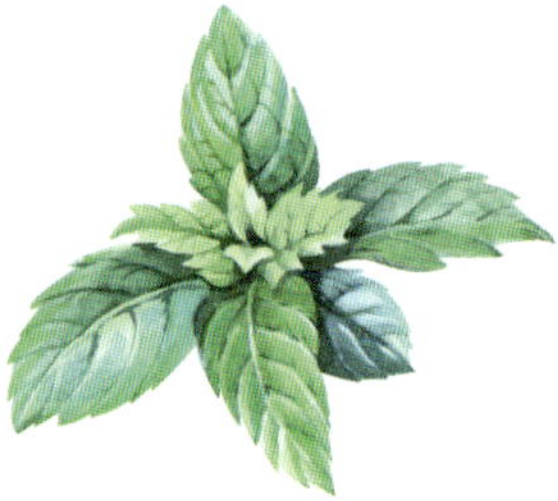

50 ml Kokosbutter
2 EL Birkenzucker (Xylit)
1 EL Natron
20 Tropfen Pfefferminze
10 Tropfen Zitrone

Kokosbutter im Wasserbad schmelzen, Zutaten einrühren und in einen Glastiegel (100 ml) geben. Mit sauberem Löffel auf die Zahnbürste geben und Zähne wie gewohnt putzen. Xylit sorgt für eine basische Mundflora und hemmt das Wachstum von Karies und Parodontitis verursachenden Bakterien. Natron schützt den Zahnschmelz, indem es schädliche Säure neutralisiert. Bei hygienischer Entnahme ist die Mischung bis zu 1 Monat haltbar.

Haare, Bärte & Rasur

ROGGENMEHL-SHAMPOO

4–6 EL Roggenmehl (Type 1150)
6 Tropfen Rosengeranie / Lavendel fein
200–400 ml Wasser

Zutaten zu einer klumpenfreien Masse verrühren und 15 Minuten stehen lassen. Je flüssiger die Mischung ist, desto leichter lässt sie sich im Haar verteilen. Vom Haaransatz aus in das nasse Haar einmassieren. Kurz einwirken lassen und gründlich mit Wasser ausspülen. Zähe Mehlreste können später aus dem trockenen Haar gekämmt werden.

Hinweis | Die Anwendung des schaumfreien Shampoos ist etwas zeitaufwendiger. Das Pflegeergebnis entlohnt jedoch die Mühe!

INSTANT-TROCKENSHAMPOO

Für fettiges Haar

2 EL Maisstärke (für helles Haar)
2 EL Kakaopulver (für dunkles Haar)
5 Tropfen Lieblingsduft (ätherisches Öl)

Ätherisches Öl in ein Schraubglas tropfen. Maisstärke oder Kakaopulver dazugeben, das Gefäß schließen und kräftig schütteln. Ein Handtuch über die Schultern legen und die Mischung vom Ansatz aus im Haar verteilen. Pulver kopfüber ausschütteln.

REGENERIERENDE PFLEGESPÜLUNG

Für Haar und Kopfhaut

1 L Wasser
4 EL Apfelessig
4 Tropfen Lavendel fein
2 Tropfen Teebaum

Ätherische Öle mit Essig mischen und in das Wasser geben. Spülung vorsichtig kopfüber über das gewaschene, feuchte Haar und die Kopfhaut gießen. Ohne Nachspülen trocknen lassen und wie gewohnt frisieren. Die Spülung hat sich bei schnell fettendem Haar, Kopfschuppen und juckender Kopfhaut bewährt. Sie pflegt das Haar sanft, macht es leichter kämmbar und schenkt seidigen Glanz. Der scharfe Essig-Geruch verfliegt, sobald die Haare trocken sind. Die volle Wirkung entfaltet sich bei regelmäßiger Anwendung (ca. 1–2 mal wöchentlich).

NÄHRENDES PFLEGEÖL

Für strapaziertes Haar

20 ml Mandelöl / Arganöl
10 ml Sesamöl
4 Tropfen Rosengeranie
2 Tropfen Zeder

Eine kleine Menge der Mischung auf die Handflächen geben und nach dem Waschen auf den feuchten Haarspitzen verteilen oder sanft einmassieren.

Tipp | Die Ölmischung kann auch als intensive Haar-Pflegekur verwendet werden. Hierfür üppig auftragen, einmassieren und mehrere Stunden oder über Nacht einwirken lassen. Mit Haarseife oder Shampoo gründlich auswaschen.

SCHÜTZENDES RASIERÖL

50 ml Jojobaöl / Aprikosenkernöl
6 Tropfen Lavendel fein
4 Tropfen Cistrose

Öle mischen und vor dem Rasieren auftragen. Schützt vor Schnittwunden und stillt kleine Blutungen.

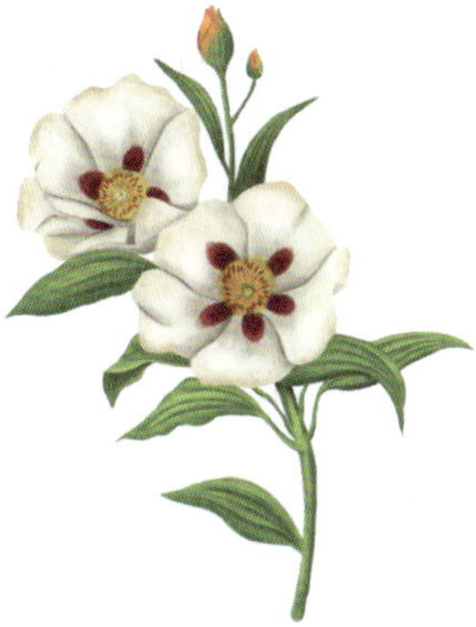

AFTERSHAVE-SPRAY

25 ml Hamameliswasser
25 ml Rosenwasser
6 Tropfen Orange
4 Tropfen Cistrose

Die entzündungshemmende und blutstillende Mischung vor jedem Gebrauch gut schütteln und nach der Rasur aufsprühen.

PFLEGENDES BARTÖL

Für Männer

50 ml Mandelöl / Arganöl
6 Tropfen Zitrone
5 Tropfen Ingwer
4 Tropfen Weihrauch arabisch

Ätherische Öle in eines der Trägeröle geben. Zur regelmäßigen Bartpflege eine kleine Menge der Mischung im Bart verteilen.

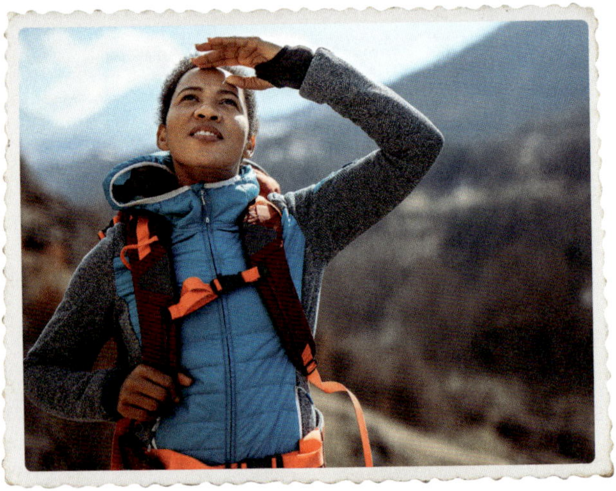

Duftende Deos

PFLEGENDE DEOCREME

20 ml Sheabutter
10 ml Jojobaöl
10 g Maisstärke
10 g Natron
4 Tropfen Zitrone
3 Tropfen Neroli 10 %
3 Tropfen Weihrauch arabisch

Sheabutter im Wasserbad schmelzen und übrige Zutaten einrühren. In einen Glastiegel (50 ml) füllen und abkühlen lassen. Die Deocreme ist leicht mit dem Finger aufzutragen. Sie wirkt desodorierend, verringert Schweißgeruch und bietet duftende Pflege für die Haut.

BLUMIGES DEOSPRAY

Mit Natron

40 ml Hamameliswasser / Orangenblütenwasser
1 TL Natron
4 Tropfen Orange
4 Tropfen Rosengeranie
2 Tropfen Neroli 10 %

Ätherische Öle in eine Sprühflasche (50 ml) geben und mit dem Pflanzenwasser auffüllen. Natron hinzufügen, das Fläschchen verschließen und gut schütteln. Bei Bedarf im Achselbereich aufsprühen. Das Spray neutralisiert Schweißgeruch und sorgt für einen blumig-frischen Duft.

FRISCHES DEOSPRAY

Ohne Natron

40 ml Hamameliswasser / Pfefferminzwasser
10 ml Weingeist / Wodka
4 Tropfen Zitrone
4 Tropfen Ingwer
2 Tropfen Lavendel fein

Ätherische Öle im Alkohol lösen und in eine Sprühflasche (50 ml) füllen. Danach mit dem Pflanzenwasser auffüllen und schütteln. Bei Bedarf im Achselbereich aufsprühen. Das Deospray vermindert die Schweißproduktion und sorgt für frischen, spritzigen Duft.

Tipp | Das desinfizierende Spray kann auch direkt nach der Achselrasur verwendet werden, um Entzündungen vorzubeugen.

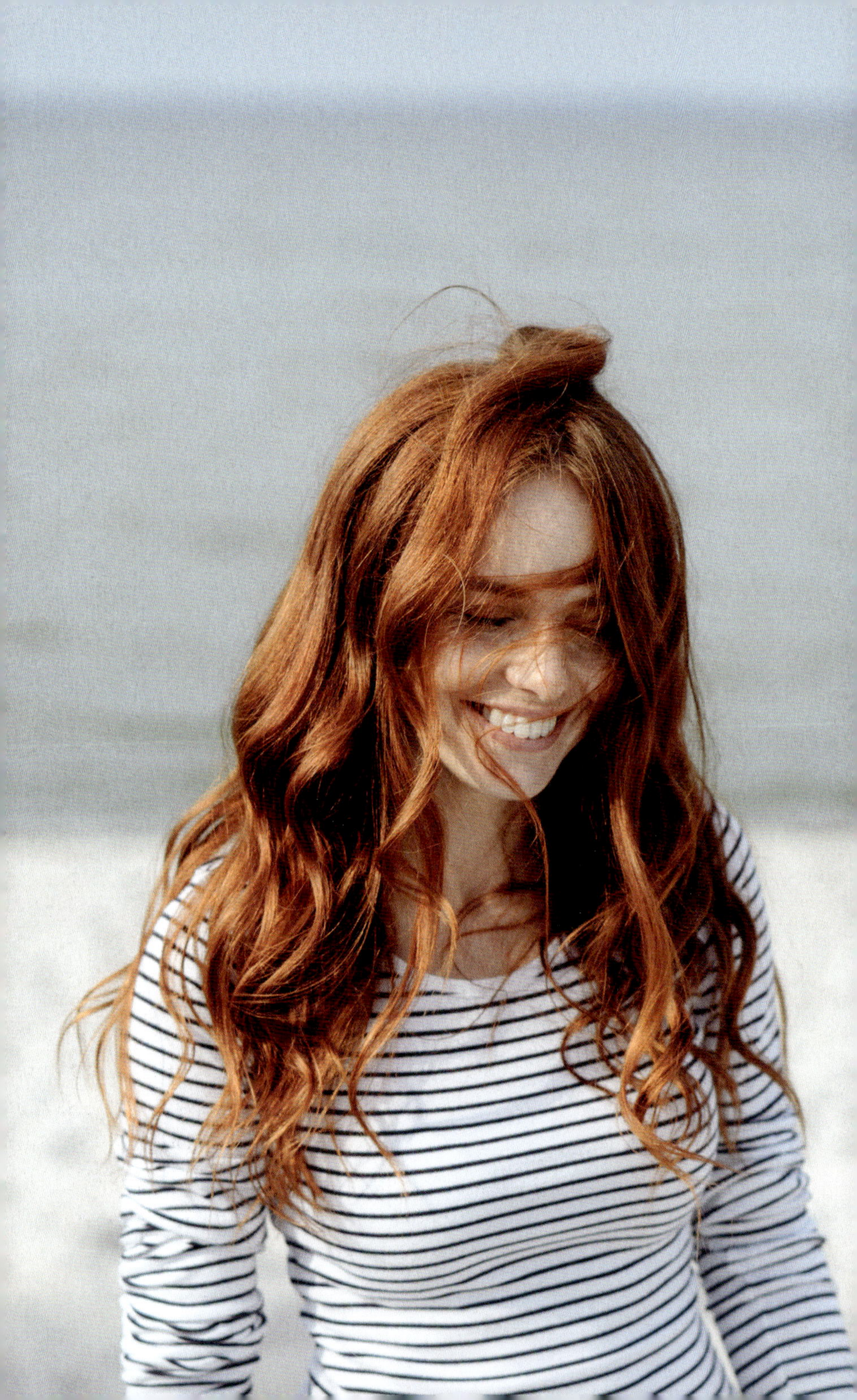

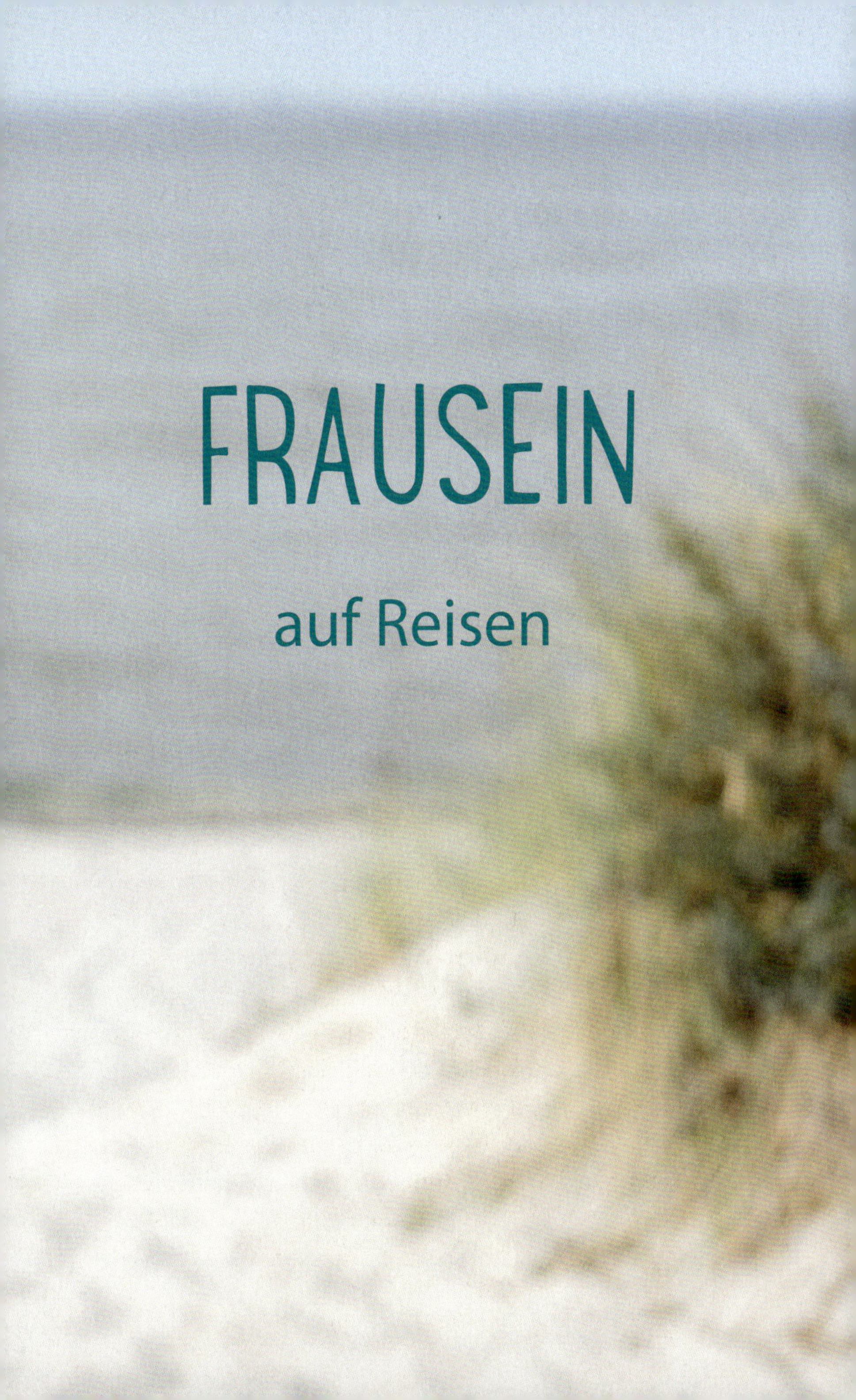
FRAUSEIN
auf Reisen

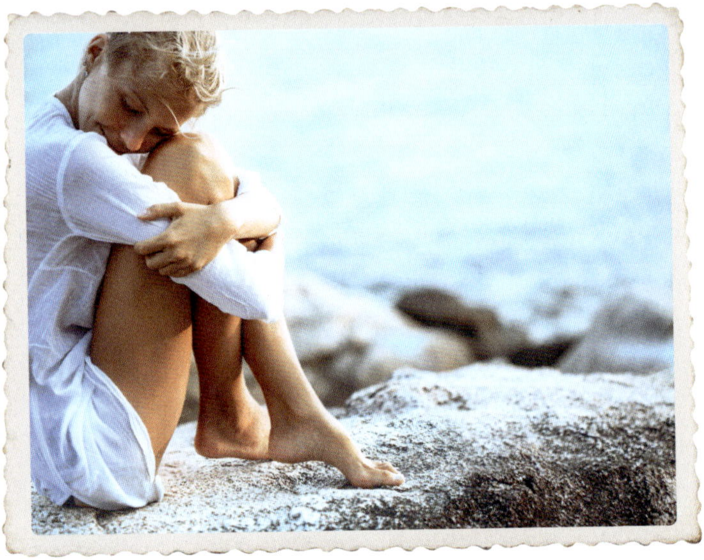

Träume dir dein Leben schön

und mach aus diesen Träumen eine Realität

Marie Curie

Es ist kein Geheimnis – der weibliche Körper ist eine komplexe Angelegenheit, eine wunderbare Kreation der Natur. Ein faszinierendes Universum, das voll unerforschter Mysterien steckt und noch zahlreiche Fragen unbeantwortet lässt. Während jede Frau ihre ganz individuelle Erfahrung mit ihrem Körper durchlebt, hält er uns doch alle täglich mit einer bunten Palette an Eigenheiten auf Trab. Egal wie aufregend, genüsslich, sinnlich, ekstatisch, kompliziert, mühsam oder nervig wir unsere vielfältige Weiblichkeit auch im Alltag erleben mögen, stellt sie uns auf Reisen oftmals vor ganz besondere Herausforderungen. Das unvorhersehbare Reiseleben kann beispielsweise den hormonellen Zyklus gründlich durcheinanderbringen. So verursacht ein ungewohnter Schlafrhythmus oder der Jetlag gerne mal eine plötzliche Verschiebung der Zyklusphasen. Der Hormonhaushalt kann durch ein verändertes Klima oder ungewohnte Nahrungsmittel aus dem Gleichgewicht kommen. Viele Frauen kennen aus ihrem zyklischen Alltag unliebsame Symptome wie PMS (Prämenstruelles Syndrom), hormonelle Stimmungsschwankungen, Krämpfe oder Unterleibsschmerzen. So unangenehm diese Momente auch sein mögen, finden wir über die Zeit doch meist unsere ganz persönlichen Methoden, zuhause im geschützten Nest gut für uns zu sorgen. Auf Reisen sieht das oft etwas anders aus. Unterwegs können die langvertrauten Begleiterscheinungen des Zyklus plötzlich aus der Reihe tanzen, uns abrupt überraschen, komplett ausbleiben oder in ungewohnt heftigem Ausmaß durch uns hindurchfegen.

Neben zyklischen Themen können unterwegs weitere Gesundheitsthemen auftauchen: Der Badespaß rächt sich mit einer schmerzhaften Blasenentzündung, die Schleimhäute sind gereizt vom Salzwasser oder eine unangenehme Vaginalpilzinfektion macht sich plötzlich mit Juckreiz bemerkbar. Die sensible Körperbalance einer Frau wird von vielen Faktoren beeinflusst. Ernährung, Körperpflege, Immunsystem, Sexualität, Umwelteinflüsse sowie psychische Verfassung sind wichtige Puzzleteile ganzheitlicher Frauengesundheit. Wieder einmal spielen eine gute Vorsorge, achtsame Körperpflege und liebevolle Selbstfürsorge hier eine entscheidende Rolle. Göttin sei Dank können wir auf kostbares Frauenheilwissen zurückgreifen, um uns mit bewährten Hausmitteln selbst im entlegensten Winkel der Erde gut zu versorgen. Neben Heilkräutern für Tee- und Dampfbad-Anwendungen können wir mithilfe der Aromatherapie unseren Körper unterstützen, die Selbstheilungskräfte zu aktivieren.

Intimpflege

REINIGENDE INTIMPFLEGETÜCHER

Für die pflegende Hygiene unterwegs

50 ml Rosenwasser (ohne Alkohol)
5 Tropfen Lavendel fein
5 Tropfen Rosengeranie
Küchenrolle / mehrlagiges Toilettenpapier

Tipp | Wer einen gebrauchsfertigen Vorrat dabei haben will, kann auch eine größere Menge Tücher vorab befeuchten und in einer dichten Box mit auf die Reise nehmen.

Ätherische Öle in eine Sprühflasche (50 ml) geben und mit dem Pflanzenwasser (Hydrolat) auffüllen. Die Flasche vor jeder Anwendung gut schütteln. Ein gefaltetes Papiertuch mit der Mischung besprühen und den Intimbereich sanft damit reinigen. Die reinigende Intimpflege dient unter anderem auch als Schutz vor Infektionen.

NÄHRENDES VULVAÖL

Zur wohltuenden Intimpflege

Jojoba-, Mandel-, Aprikosenkern- oder Calendulaöl

Für den weiblichen Intimbereich gibt es keine bessere Pflege als das regelmäßige Einölen mit einem hochwertigen Pflanzenöl. Es bewahrt die Feuchtigkeit der Schleimhaut und schützt vor Infektionen. Dazu einfach nach dem Waschen den Intimbereich mit dem ausgewählten Pflanzenöl großzügig einölen.

AUSGLEICHENDES VULVAPFLEGEÖL

30 ml Aprikosenkernöl
20 ml Arganöl
5 Tropfen Rosengeranie
3 Tropfen Muskatellersalbei
2 Tropfen Manuka

Ätherische Öle mit Pflanzenölen vermischen. Vulva regelmäßig sanft mit dem Pflegeöl einölen. Die ausgleichende Mischung schenkt duftende Pflege für die Schleimhäute, fördert das gesunde Gleichgewicht der Vaginalflora und schützt vor Infektionen.

PFLEGENDES VULVASPRAY

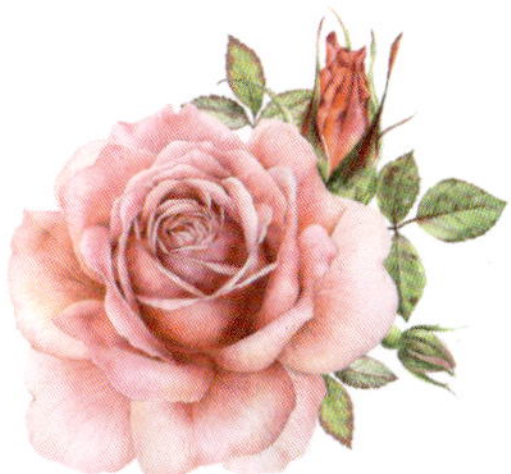

30 ml Rosenwasser (ohne Alkohol)
20 ml Aloe-Vera-Öl
5 Tropfen Rosengeranie
5 Tropfen Lavendel fein

Ätherische Öle in das Trägeröl geben und mit Rosenwasser auffüllen. Vor jeder Anwendung schütteln, im Intimbereich aufsprühen und sanft einmassieren. Das antibakterielle und hautpflegende Spray bietet unterwegs sanften, vorbeugenden Schutz.

Hinweis | Bei allen Anwendungen direkt auf den Schleimhäuten dürfen nur frische Zutaten verwendet werden. Das Originalbehältnis des Herstellers sollte nicht länger als 6 Monate geöffnet gewesen sein. Sehr hilfreich ist es, bei der Erstöffnung eines Fläschchens sofort das aktuelle Datum auf dem Etikett zu vermerken.

Sinnlichkeit & Sexualität

ANREGENDER RAUMDUFT

3 Tropfen Rosengeranie
3 Tropfen Orange
1 Tropfen Zeder

Die ätherischen Öle auf einen Duftträger geben und den sinnlichen Duft genießen. Statt Zeder können auch andere Basisnoten wie Vetiver oder Sandelholz verwendet werden. Die harmonisierende Komposition sorgt für Entspannung, regt die Libido an und beflügelt die Sinne. Der Duft schafft eine inspirierende Atmosphäre für genüssliche Momente der Berührung.

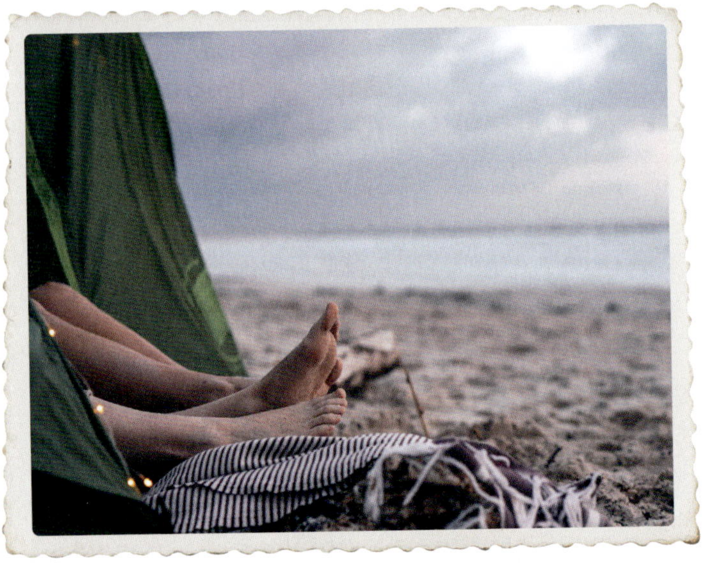

APHRODISIERENDES MASSAGEÖL

50 ml Jojobaöl / Mandelöl
4 Tropfen Basilikum
3 Tropfen Orange
3 Tropfen Muskatellersalbei / Jasmin / Ylang-Ylang

Ätherische Öle in eines der Pflanzenöle geben und die Mischung zur sinnlichen Massage verwenden. Der warme Duft verwöhnt die Sinne und regt die Libido an.

DUFTENDE GLEITCREME

25 ml Sheabutter / Kokosbutter
25 ml Jojobaöl
5 Tropfen Rosengeranie
5 Tropfen Muskatellersalbei

Die gewählte Butter im Wasserbad bei max. 37 °C schmelzen, mit den anderen Zutaten verrühren und wieder abkühlen lassen. Die Konsistenz der Creme ist mit Sheabutter etwas fester als mit Kokosbutter. Die geschmeidige Gleitcreme pflegt und befeuchtet trockene Schleimhäute und inspiriert mit ihrem sinnlichen Duft das Liebesspiel.

Tipp | Wenn die Leidenschaft spontan auflodert und wenig Zeit bleiben sollte, können Kokos-, Mandel- oder Jojobaöl auch pur wunderbar als natürliche Gleitmittel eingesetzt werden.

Hinweis | Ätherische Öle und Pflanzenöle können Latex angreifen und die schützende Wirkung von Kondomen und Diaphragmen beeinträchtigen!

Zyklus, Menstruation & Hormone

NACHHALTIGE PERIODENPRODUKTE FÜR UNTERWEGS

Damit wir uns auch auf Reisen während der Menstruation sicher und wohl in unserer Haut fühlen, gibt es mittlerweile eine vielfältige Auswahl nachhaltiger Periodenhelfer. Wiederverwendbare Produkte sind unterwegs nicht nur praktisch, sie sind auch frei von ungesunden Kunst- und Schadstoffen, sparen Geld und produzieren keinen unnötigen Müll. Je nach individuellen Bedürfnissen und Vorlieben wird jede Frau ihre Lieblingsbegleiter finden!

Waschbare Periodenunterwäsche

Die praktischen Unterhosen besitzen eine eingenähte Saugeinlage, die je nach Modell unterschiedlich viel Flüssigkeit speichern kann. Eine geniale Möglichkeit für alle, die das Blut unterwegs gerne frei fließen lassen wollen oder sich zusätzlich zu Menstruationstasse, Schwamm oder Tampon sicher fühlen möchten.

Waschbare Stoffbinden

Wiederverwendbare Binden und Slipeinlagen aus saugfähiger Baumwolle sind eine tolle Alternative zu den herkömmlichen Wegwerfprodukten und dabei deutlich angenehmer zu tragen. Man erhält sie mittlerweile in vielfältigen Ausführungen, kann sie aber auch sehr leicht selber nähen.

Naturschwämme

Die kleinen, praktischen Menstruationsschwämme sind eine umweltfreundliche und wiederverwendbare Alternative zu Tampons.

Sie sind weich, besonders saugfähig und können leicht eingeführt werden. Ein Mensturationsschwamm kann individuell zugeschnitten werden, passt sich dem Körper an und ist somit kaum zu spüren. Die Entnahme muss etwas geübt werden und geht am besten in der Hocke. Den vollen Schwamm einfach ausdrücken, mit lauwarmem Wasser ausspülen und wiederverwenden. Den Naturschwamm keinesfalls auskochen, da er dadurch hart wird. Zur Reinigung über Nacht in Essigwasser (2 Teile Wasser: 1 Teil Essig) legen. Es können auch 1–3 Tropfen Teebaumöl dazugegeben werden. Morgens den Schwamm mit Wasser ausspülen und trocknen lassen. Aus ökologischen Gründen beim Kauf darauf achten, dass der Schwamm aus kontrollierten Zuchtgebieten stammt und handgepflückt wurde.

Menstruationstassen

Menstruationstassen erfreuen sich zunehmender Beliebtheit und sind mittlerweile in vielfältiger Ausführung und Größe zu kaufen. Die kleinen, weichen Auffangbehälter sind eine wunderbare Alternative zu Tampons. Sie werden in die Vagina eingeführt und können je nach Blutmenge bis zu 12 Stunden getragen werden. Sind sie voll, kann man sie einfach entleeren, spülen und wieder einsetzen.

Tipp | Sollte unterwegs einmal keine Spülmöglichkeit in der Nähe sein, kann die Tasse mit einem Pflanzenwasser besprüht und einem Papiertuch abgewischt werden. Dieser Schritt kann nach Bedarf mehrfach wiederholt werden.

Nachhaltige Bio-Tampons

Als Notfall-Backup kann es auf Reisen sinnvoll sein, ein paar Einweg-Tampons in den Rucksack zu packen. Die Wahl sollte dabei auf Produkte aus schadstofffreier Bio-Baumwolle fallen. Eine kleine Tüte im Gepäck kann gute Dienste tun, wenn unterwegs keine Möglichkeit besteht, den Tampon zu entsorgen.

AUSGLEICHENDES BALANCESPRAY

Bei Stimmungsschwankungen und PMS

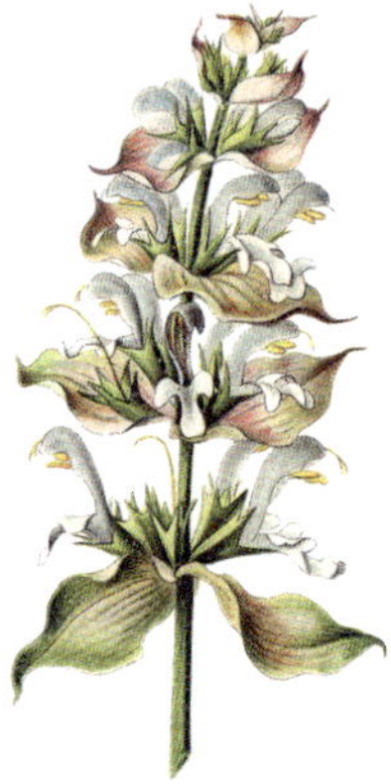

15 ml Orangenblütenwasser
15 ml Rosenwasser
4 Tropfen Muskatellersalbei
4 Tropfen Rosengeranie
2 Tropfen Ingwer
2 Tropfen Manuka

Tipp | Ergänzt mit 50 ml Mandelöl entsteht eine lindernde Schüttelemulsion, die bei Krämpfen und Unterleibsschmerzen hilft. Die Emulsion auf Unterbauch und Innenseiten der Oberschenkel auftragen.

Ätherische Öle in eine Sprühflasche (30 ml) geben, mit den Hydrolaten auffüllen und vor Gebrauch schütteln. Bei PMS ins Gesicht sprühen. Die stimmungsaufhellende Mischung sorgt für innere Balance und besänftigt die Gefühlsachterbahn zuverlässig. Muskatellersalbei und Rosengeranie sind wegen ihrer hormonmodulierenden Eigenschaften als Frauenöle bei PMS und Menstruationsbeschwerden bekannt.

ENTSPANNENDES SITZBAD

3 EL Sahne / Kokosmilch / Honig (Emulgator)
3 Tropfen Lavendel fein
3 Tropfen Orange
2 Tropfen Muskatellersalbei

Ätherische Öle mit einem der oben genannten Emulgatoren mischen und in ca. 5 L warmes Wasser geben. Das wärmende Sitzbad entspannt und lindert Unterleibskrämpfe.

FRAUENKRÄUTER FÜR ENTSPANNUNGSTEES

Beifuß / Frauenmantel / Gänsefingerkraut / Johanniskraut / Kamille / Majoran / Schafgarbe / Zitronenmelisse

KRAMPFLÖSENDES BAUCHÖL

Bei Menstruationsbeschwerden

50 ml Johanniskrautöl
10 Tropfen Muskatellersalbei
10 Tropfen Rosengeranie
10 Tropfen Ingwer

Ätherische Öle mit dem Pflanzenöl mischen. Bei Krämpfen auf den Unterbauch auftragen und einmassieren. Die Mischung wirkt stark krampflösend und ausgleichend auf den Hormonhaushalt.

ERFRISCHENDES SPRAY

Bei Hitzewallungen

30 ml Hamameliswasser
8 Tropfen Zitrone
3 Tropfen Rosengeranie
2 Tropfen Muskatellersalbei

Zutaten in eine kleine Sprühflasche (30 ml) geben und vor Gebrauch schütteln. Das hormonmodulierende Körperspray ist ideal für unterwegs und kann bei Hitzewallungen großzügig auf Gesicht und Dekolleté gesprüht werden.

Blasenentzündung

DUFTENDE SLIPEINLAGE

10 ml Mandelöl
5 Tropfen Eukalyptus citriodora
5 Tropfen Lavendel fein

Bei bekannter Anfälligkeit, feuchtem Klima, Kälte oder Stress zur Vorbeugung einer Blasenentzündung täglich 1–3 Tropfen der Mischung morgens auf die Slipeinlage geben.

LINDERNDES DAMPFSITZBAD

200–400 ml Tee (z. B. Schafgarbe, Brennnessel, Zinnkraut)
2 Tropfen Teebaum / Manuka
2 Tropfen Lavendel fein
2 Tropfen Eukalyptus citriodora

Ätherische Öle in eine große Tasse oder Müslischüssel mit heißem Tee oder Wasser geben. Ein paar Minuten abkühlen lassen. Mit nacktem Unterleib für 5–10 Minuten darüber begeben. Am einfachsten geht dies, indem wir uns auf eine Stuhlkante setzen und das Gefäß möglichst nah unter uns platzieren. Alternativ kann das Gefäß auch auf den Boden gestellt werden, sodass wir uns in der Hocke darübersetzen können. Besonders geeignet ist das Tragen eines weiten Rockes, damit der Dampf nicht so schnell entweicht. Je bequemer und entspannter wir es uns einrichten, desto wirksamer ist das Sitzbad.

Vaginalpilzinfektion

LINDERNDES VAGINALÖL

Für Tampon-Anwendung

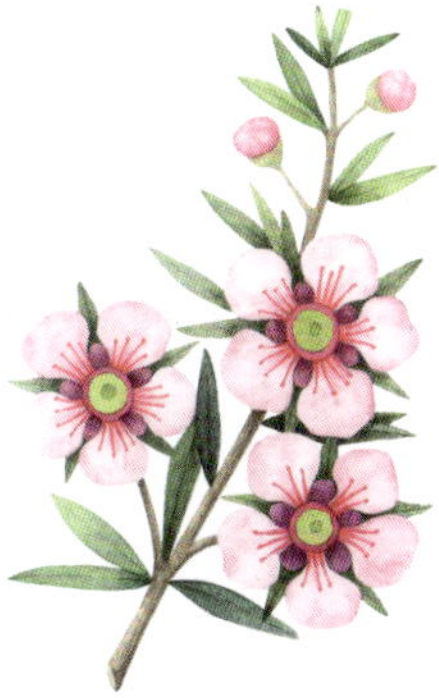

30 ml Aloe-Vera-Öl
20 ml Kokosbutter
6 Tropfen Manuka
6 Tropfen Rosengeranie
4 Tropfen Cistrose
4 Tropfen Neroli 10 %

Kokosbutter schmelzen, mit den anderen Zutaten mischen und in einen Tiegel (50 ml) geben. Bei beginnender Infektion dreimal täglich einen Tampon darin tränken und etwa eine Stunde in der Vagina wirken lassen. Das Pflegeöl lindert eine Infektion, mindert Juckreiz und pflegt trockene oder gereizte Schleimhäute.

KÜHLENDER JOGHURT-TAMPON

1–2 EL Naturjoghurt (Bio)
1 EL flüssiger Honig (Bio)
½ Zitrone (Bio)
3–4 Tropfen Manuka

Ätherisches Öl in den Saft der Zitrone geben und diesen mit Honig und Joghurt verrühren. Bei beginnender Pilzinfektion dreimal täglich einen Tampon darin tränken und etwa eine Stunde in der Vagina wirken lassen.

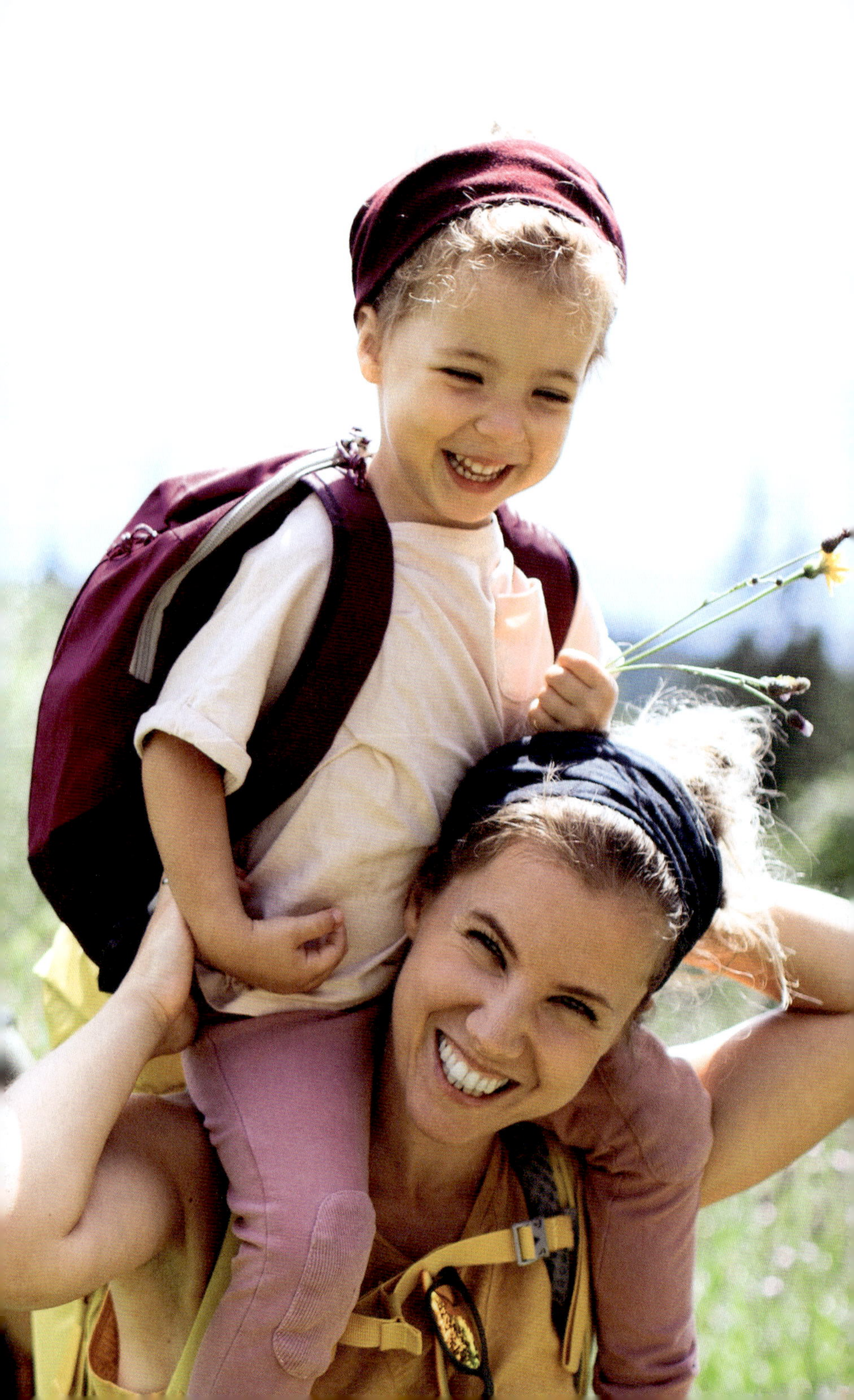

MIT KINDERN

unterwegs

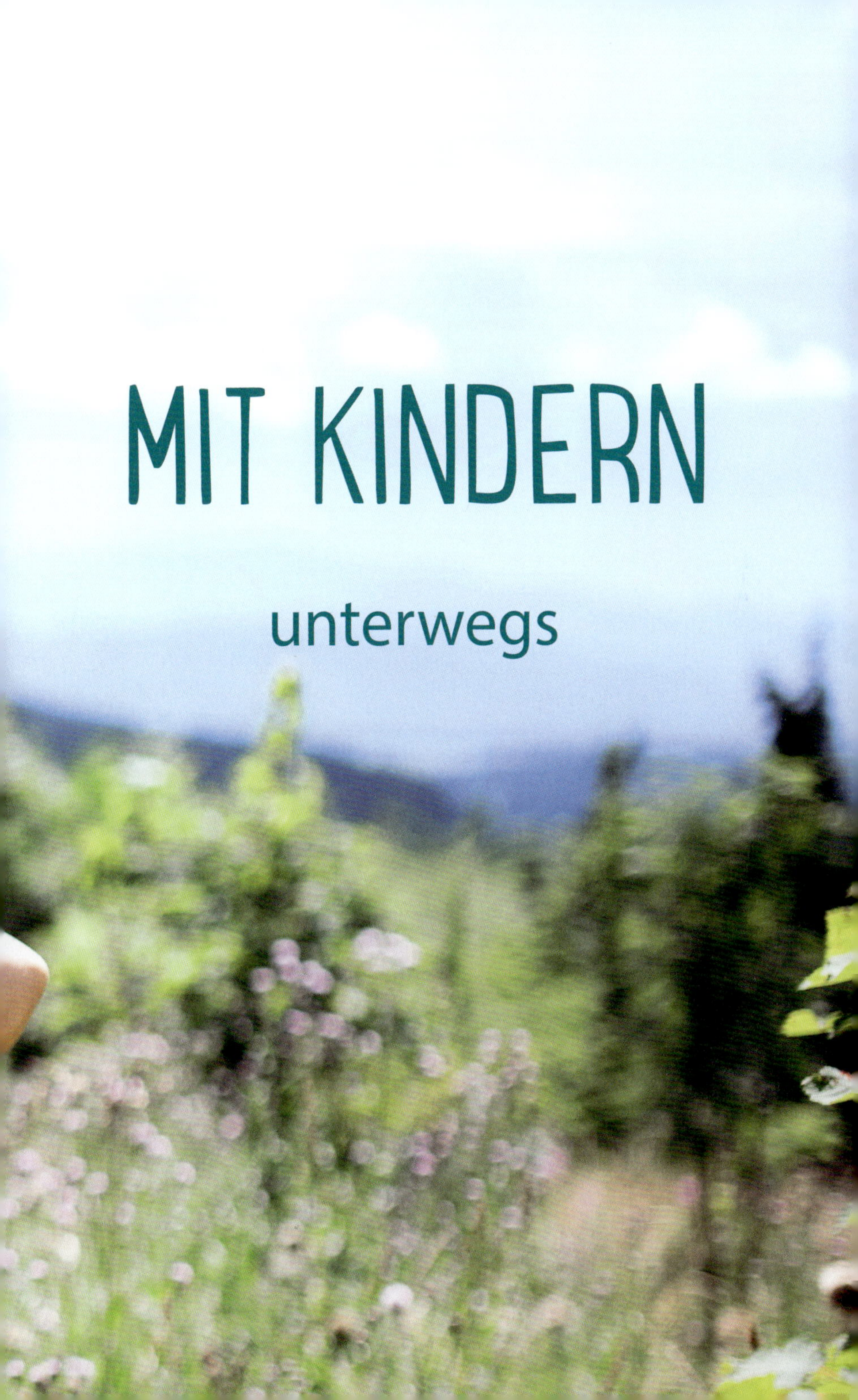

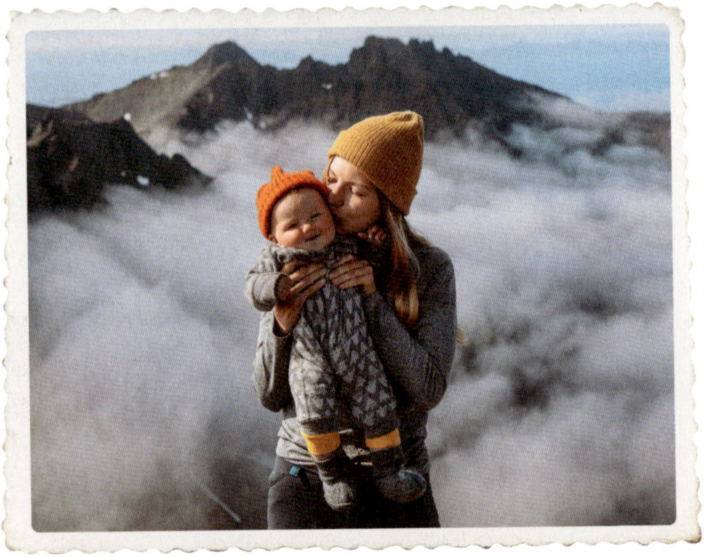

Wohin du auch gehst

geh mit ganzem Herzen

Konfuzius

Viele junge Familien nutzen die Freiheit der Elternzeit und der Jahre vor dem Schuleintritt, um mit der ganzen Bande auf Reise zu gehen. Aber auch mit größeren Kindern ist Reisen eine einzigartige Erfahrung und findet oft Eingang in die Sammlung unvergesslicher Highlights der Familiengeschichte. Zunehmend populär ist das Reisen im Campervan oder Wohnmobil. Das fahrbare Zuhause bietet Kindern einen vertrauten Anker inmitten der vielen neuen Eindrücke. Außerdem muss das oft umfangreiche Familiengepäck nicht mühsam in Koffern herumgeschleppt werden. Alle wichtigen Utensilien, die Verpflegung, Klamotten und Spielsachen finden im Camper Platz und sind immer greifbar.

Mit zunehmendem Alter der Kinder dürfen die Reisen auch etwas abenteuerlicher werden und sich mehr und mehr aus der Komfortzone herausbewegen. Die Begegnung mit anderen Kulturen prägt sich schon in jungen Jahren tief ins Gedächtnis ein und erweitert den Horizont auf einzigartige Weise. Reisen ist wohl die beste Lebensschule, die wir unseren Kindern bieten können.

Natürlich darf auch hier die ätherische Reiseapotheke nicht fehlen. Kinder haben besonders feine Nasen, nehmen Gerüche schneller und intensiver wahr als Erwachsene und reagieren unmittelbar auf Düfte. Ihr Riechsinn ist hochsensibel, sodass ätherische Öle besonders wirkungsvoll eingesetzt werden können. Wenn Kindern ein Duft gerade guttut, können sie oft gar nicht genug davon bekommen und wollen ihn ständig in der Nase haben. Sie erschnuppern dabei immer zuverlässig das ätherische Öl, das zum jeweiligen Zeitpunkt das genau richtige für sie ist.

Die Psyche spielt beim Einsatz natürlicher Düfte bei Kindern eine besonders große Rolle. Je häufiger sich im Gedächtnis positive Erfahrungen mit einem Duft verknüpfen, desto ganzheitlicher wirken die ätherischen Öle auf psychischer und körperlicher Ebene. So kann sich beispielsweise die beruhigende Wirkung von Lavendel verstärken, wenn das Kind damit häufig verarztet wird und es deshalb elterliche Fürsorge und Heilung damit assoziiert. Ein anderes Beispiel ist der vertraute abendliche Einschlafduft, der dem Kind signalisiert, dass es bald wieder Zeit ist, ins Bett zu gehen. Mit Düften lassen sich kreativ Rituale gestalten, die den Kindern besonders in unbekannter Umgebung Halt schenken. Die nachfolgenden Rezepturen sind alle kindgerecht dosiert und mit Altersangaben versehen. Da bestimmte ätherische Öle oder zu hohe Tropfenzahlen bei Kindern unerwünschte Reaktionen auslösen können, ist es wichtig, die Angaben der Rezepturen genau zu befolgen.

Schlafen in fremder Umgebung

KISSENSPRAY „TRAUMFÄNGER"

Ab 1 Jahr, für süße Träume

30 ml Rosenwasser
1 Tropfen Orange
1 Tropfen Weihrauch arabisch
1 Tropfen Neroli 10 %

Ätherische Öle in eine Sprühflasche (30 ml) geben und mit Rosenwasser auffüllen. Die Mischung vor jedem Gebrauch gut schütteln und vor dem Zubettgehen auf das Kissen und um das Bett herum sprühen. Das Spray verscheucht Fantasiewesen, Monster und Albträume.

FÜSSCHENMASSAGEÖL „SCHLUMMERFREUND"

Ab 1 Jahr, für entspanntes Einschlafen

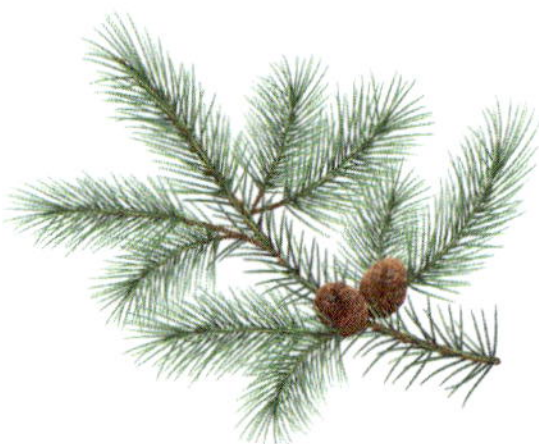

50 ml Mandelöl / Aprikosenkernöl
2 Tropfen Lavendel fein
2 Tropfen Benzoe Siam
1 Tropfen Zeder

Ätherische Öle in eine Flasche (50 ml) geben und mit einem der Pflanzenöle auffüllen. Zum Einschlafen auf die Fußsohlen auftragen und sanft einmassieren. Die liebevolle Berührung unterstützt die beruhigende Wirkung der Mischung. Ab 3 Jahren kann die Tropfenzahl der ätherischen Öle jeweils verdoppelt werden.

Trost & Geborgenheit

ROLL-ON „KUSCHELWÄRME"

Ab 3 Jahren, bei Heimweh oder Kummer

10 ml Mandelöl / Jojobaöl
2 Tropfen Orange
1 Tropfen Cistrose
1 Tropfen Benzoe Siam

Ätherische Öle in ein Roll-On-Fläschchen (10 ml) geben und mit dem Pflanzenöl auffüllen. Auf Handgelenke, Schläfen und Herzgegend des Kindes auftragen. Bei Heimweh oder Traurigkeit kann der stärkende Duft wie eine tröstende Umarmung wirken.

RAUM- & KÖRPERSPRAY „ZAUBERSCHUTZ"

Ab 1 Jahr, bei Ängsten und Stress

30 ml Orangenblütenwasser
1 Tropfen Melisse 30 %
1 Tropfen Neroli 10 %
1 Tropfen Zeder

Ätherische Öle und Pflanzenwasser in eine Sprühflasche (30 ml) geben und diese vor jedem Gebrauch gut schütteln. Bei Ängsten oder Sorgen kann der einhüllende Duft der Mischung wie ein schützender Zaubernebel auf die Psyche des Kindes wirken.

Tipp | Mit dem Spray das Lieblingskuscheltier einsprühen. Zur Unterstützung kann es das Kind fest an sich drücken. Alternativ beduftet man einen Schal oder eine Kuscheldecke und hüllt das Kind darin wie in einen „Schutzmantel" ein.

ROLL-ON „MUTMACHER"

Ab 3 Jahren, bei Unsicherheit und Ängsten

10 ml Jojobaöl / Mandelöl
2 Tropfen Orange
1 Tropfen Manuka
1 Tropfen Zeder

Ätherische Öle in ein Roll-On-Fläschchen (10 ml) geben und mit Trägeröl auffüllen. Bei Unsicherheit und Ängsten auf Handgelenke, Schläfen, Herzgegend und Solarplexus auftragen. Der erdende Duft wirkt aufrichtend, stärkt das Selbstbewusstsein und schenkt in herausfordernden Situationen neuen Mut.

RAUMSPRAY „LAUNENRETTER"

Ab 3 Jahren, für kleine Miesepeter

30 ml Orangenblütenwasser
4 Tropfen Orange
3 Tropfen Melisse 30 %
1 Tropfen Weihrauch arabisch

Ätherische Öle in eine Sprühflasche (30 ml) geben und mit dem Pflanzenwasser auffüllen. Vor jedem Gebrauch gut schütteln. Der stimmungsaufhellende Duft vertreibt schlechte Laune, wirkt ausgleichend und lässt aufgewühlte Gemüter zur Ruhe kommen.

RAUMSPRAY „SPIELFREUDE"

Ab 3 Jahren, bei Langeweile

30 ml Rosenwasser
3 Tropfen Orange
3 Tropfen Myrte Anden
2 Tropfen Muskatellersalbei

Ätherische Öle in eine Sprühflasche (30 ml) geben und mit dem Pflanzenwasser auffüllen. Vor Gebrauch schütteln und zur Inspiration in die Luft sprühen. An verregneten Tagen oder auf nicht enden wollenden Autofahrten kann der motivierende Duft helfen, aufkommende Langeweile zu vertreiben. Das Raumspray fördert mit seinem inspirierenden Duft das kreative Spiel, sorgt für eine entspannte Atmosphäre und regt die Fantasie der Kinder zu neuen Spielideen an.

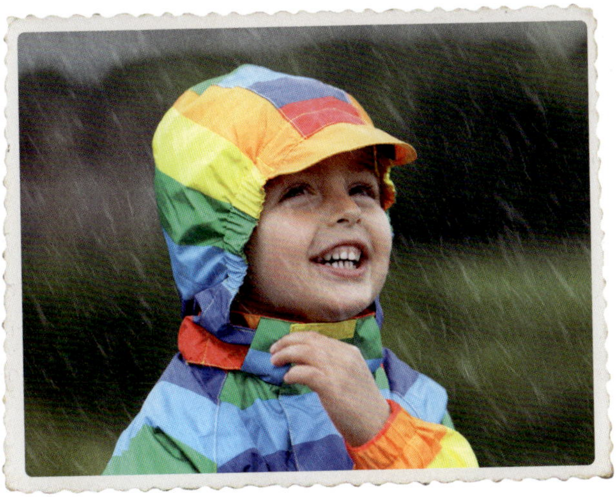

Kleine Wehwehchen

GRUNDMISCHUNG „DUFTPFLASTER"

Ab 1 Jahr, bei kleinen Verletzungen

30 Tropfen Lavendel fein
30 Tropfen Benzoe Siam
30 Tropfen Manuka
30 Tropfen Cistrose

Tipp | Sollte die Grundmischung nicht greifbar sein, können auch 1–2 Tropfen Lavendel fein pur aufgetragen werden.

Ätherische Öle in eine Leerflasche (5 ml) geben. Bei Bedarf 1–2 Tropfen auf die Wunde (Schürfwunde, Verbrennung, Insektenstich) auftragen. Das „Duftpflaster" wirkt entzündungshemmend, stillt die Blutung und fördert die Wundheilung.

WUNDSALBE „ELFENBALSAM"

Ab 6 Monaten, für geschlossene Wunden und Narben

15 ml Sheabutter
5 ml Calendulaöl
5 ml Wildrosenöl
1 Tropfen Lavendel fein
1 Tropfen Manuka
1 Tropfen Benzoe Siam

Sheabutter schmelzen, die anderen Zutaten einrühren und aushärten lassen. Die Salbe auf verkrustete Wundränder auftragen.

ERSTE-HILFE-SPRAY „ZAUBERSTAUB"

Ab 1 Jahr, bei blauen Flecken und stumpfen Verletzungen

30 ml Immortellenwasser
4 Tropfen Lavendel fein
2 Tropfen Cajeput

Ätherische Öle in eine Sprühflasche (30 ml) geben, mit Pflanzenwasser auffüllen, schütteln und auf die betroffene Stelle sprühen.

MASSAGEÖL „BAUCHSTREICHLER"

Ab 1 Jahr, bei Blähungen und Bauchweh

50 ml Johanniskrautöl
3 Tropfen Ingwer
2 Tropfen Angelikawurzel

Tipp | Bei Übelkeit das Kind an einem Tüchlein mit 1 Tropfen Zitronen- oder Orangenöl schnuppern lassen.

Ätherische Öle mit dem Pflanzenöl vermischen. Eine kleine Menge des Öls auf die Handflächen geben und den Bauch des Kindes im Uhrzeigersinn sanft damit massieren.

ROLL-ON "BACKENFEE"

Ab 6 Monaten, bei Zahnschmerzen

10 ml Johanniskrautöl
1 Tropfen Lavendel fein
1 Tropfen Cajeput

In Roll-On-Flasche (10 ml) geben und auf die Wange auftragen.

Insektenabwehr & -stiche

KÖRPERÖL „MÜCKENSCHUTZMANTEL“

Ab 1 Jahr, zur Insektenabwehr

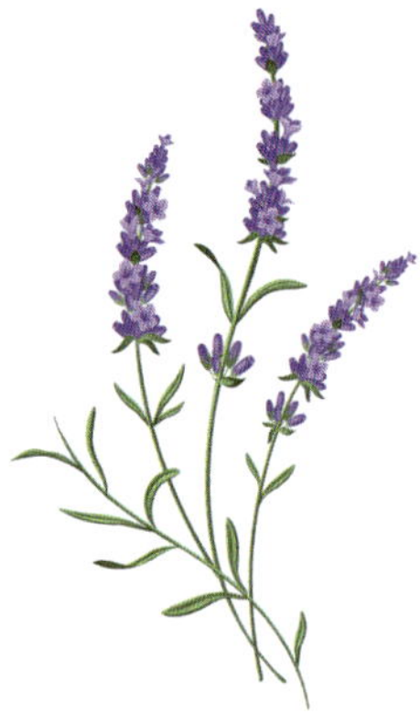

25 ml Kokosbutter
25 ml Schwarzkümmelöl
1 Tropfen Eukalyptus citriodora
1 Tropfen Rosengeranie
1 Tropfen Lavendel fein
1 Tropfen Zeder

Kokosbutter im Wasserbad schmelzen, mit den anderen Ölen vermischen und in eine Flasche (50 ml) geben. Vor Ausflügen auf Knöchel, Handgelenke und alle freiliegenden Körperstellen auftragen. Vertreibt unerwünschte Plagegeister und pflegt gleichzeitig die Haut.

BADEZUSATZ „WASSERSEGEN“

Ab 6 Monaten, bei Juckreiz

4–5 EL Speisestärke
2 Tropfen Lavendel fein

Die Speisestärke in ein Schälchen füllen, das ätherische Öl dazugeben und alles gut vermengen. Die Mischung in das warme Badewasser einrühren. Lindert Juckreiz und beruhigt Hautirritationen. Auch bei Hautausschlag, Allergien oder Insektenstichen als Zusatz zum Badewasser geeignet.

Husten & Schnupfen

BEFREIENDER „WUNDERBALSAM"

Ab 1 Jahr, Erkältungsbalsam für Brust und Rücken

20 ml Sheabutter
5 ml Jojobaöl
1 Tropfen Angelikawurzel
1 Tropfen Cajeput
1 Tropfen Myrte Anden

Sheabutter im Wasserbad (max. 37 °C) schmelzen und die anderen Zutaten hinzufügen. Mischung in einen Glastiegel (25 ml) füllen und erhärten lassen. Zur Stärkung und Unterstützung der Atemwege mehrmals täglich sanft auf Brust und Rücken des Kindes auftragen.

ROLL-ON „NASENHELFER"

Ab 1 Jahr, Nasenöl bei Schnupfen und Husten

10 ml Mandelöl
1 Tropfen Benzoe Siam
1 Tropfen Angelikawurzel

Ätherische Öle in einem Roll-On-Fläschchen (10 ml) mit dem Mandelöl mischen. Bei Schnupfen regelmäßig auf die äußeren Nasenflügel auftragen. Das Nasenöl befreit die Atmung und pflegt die wunde Haut von kleinen Schnupfnasen. Aus Hygienegründen sollte der Roll-On nur für ein Kind verwendet werden.

Register von A bis Z

Ich war noch nicht überall,

aber es steht auf meiner Liste

Susan Sontag

Dank

Von ganzem Herzen bedanke ich mich bei Anusati, Bianca, Maria, Ute, Feli und Thomas für die fachliche, emotionale und inspirative Unterstützung auf der bewegten Entstehungsreise dieses Buches.

Herzensgrüße, Alisa

Weiterführende Literatur

Herber, S.; Zimmermann E.: Aromatherapie für Kinder, Ulmer Verlag 2018

Herber, S.; Zimmermann E.: Aromatherapie für Frauen, Joy Verlag 2019

Kettenring, M. M.: Hausapotheke Ätherische Öle, Joy Verlag 2014

Kettenring M. M.; Thumm, A.: Ätherische Öle in der Erkältungszeit, Joy Verlag 2020

Keller, V.; Leube A.; Merbele J.: So duftet Glück, Knaur Verlag 2019

Steflitsch, W.; Wolz, D.; Buchbauer G.: Aromatherapie in Wissenschaft und Praxis, Stadelmann Verlag 2013

Thumm, A.; Kettenring, M. M.: Waldmedizin, Joy Verlag 2018

Thumm, A.; Kettenring, M. M.: Zitrusdüfte, Joy Verlag 2021

Uhlemayr U.: Wickel und Co., Urs Verlag 2019

Wabner, D., Christiane Beier, et. al.: Aromatherapie: Grundlagen, Wirkprinzipien, Praxis, Urban & Fischer 2011

Werner, M.; Braunschweig, R. v.: Praxis Aromatherapie, Haug Verlag 2020

Zeh, K.: Handbuch Ätherische Öle, Joy Verlag 2005

Zimmermann, E.: Aromatherapie für Pflege- und Heilberufe, Haug Verlag 2018

Zimmermann, E.: Hydrolate Pflanzenwässer, Aromapflege Verlag 2018

Bezugsquellen

Ätherische Öle in Bio-Qualität, Pflanzenöle (fette Öle) und Pflanzenwässer (Hydrolate) sowie Zubehör zur Herstellung der Rezepturen aus diesem Buch erhalten Sie in Apotheken, Naturkostläden, Reformhäusern, Drogeriemärkten, in vielen Online-Shops oder direkt beim Hersteller.
Zur Aromatisierung von Speisen und Getränken sind lebensmittelzertifizierte ätherische Öle in Bio-Qualität erhältlich.

Bildnachweis

Umschlag: © shutterstock: U1 (Maria Savenko), U4 (Merla)
Klappe 2: Bild Autorin, © Alisa Leube

Inhalt:
Mit freundlicher Genehmigung:
© Primavera Life: S. 10, 16 u., 18, 24, 33, 57, 61

Inhalt:
© Shutterstock: S. 2 (st gb and al photography), 13 (Kokorina Mariia), 15 (Cloudy Design), 16 o. (Dionisvera), 16m. (kotkoa), 18 u. (Valentyn Volkov), 39 (Svetlana Zhukova), 41 (Ilona. shorokhova), 42 (Alena Ozerova), 45 (Giovanni Rinaldi), 48 AkvarellDesign), 49 (Alena Ozerova), 54 (Kaya Gach), 64 (Iryna Inshyna), 72/73 (everst), 90 (Olga_Serova), 93 (vectorism7788), 101 (DashaDasha), 110/111 (Halfpoint), 112 (everest), 117 (Brian A Jackson), 120 (imaginasty)
© istock: S. 8 (Oleh_Slobodeniuk), 28/29 (swissmediavision), 30 (Mario-Guti), 36 (AnnaSivak), 47 (Sevda Ercan), 51 (Nastasic), 52/53 (Solovyova), 58 (kelko takamatsu), 62/63 (ArtistGNDphotography), 66 (Daria Ustiugova), 70 (Ridofranz), 74 (jacoblund), 76 (ElenaMedvedeva), 77 (FangXiaNuo), 79 (South_agency), 81 (MyosotisRock), 83 (arxichtu4ki), 84/85 (Ivannag82), 86 (swissmediavision), 94 (Pekic), 96/97 (stockfour), 98 (Jasmina007), 102 (FilippoBacci), 106 (Hein Nouwens), 109 (Natspace), 114 (orensila)
© Zoonar: S. 18 m. (yellowj)

Impressum

Die in diesem Buch enthaltenen Empfehlungen und Angaben sind von der Autorin mit größter Sorgfalt zusammengestellt und geprüft worden. Eine Garantie für die Richtigkeit der Angaben kann aber nicht gegeben werden. Autorin und Verlag übernehmen keine Haftung für Schäden und Unfälle. Bitte setzen Sie bei der Anwendung der in diesem Buch enthaltenen Empfehlungen Ihr persönliches Urteilsvermögen ein.
Der Verlag Eugen Ulmer ist nicht verantwortlich für die Inhalte der im Buch genannten Websites.

Bibliografische Informationen der Deutschen Bibliothek:
Die Deutsche Bibliothek verzeichnet diese Publikation in der Deutschen Nationalbibliografie; detaillierte bibliografische Daten sind im Internet über://dnb.ddb.de abrufbar.
Die Verwertung der Texte und Bilder, auch auszugsweise, ist ohne Zustimmung des Verlags urheberrechtswidrig und strafbar. Dies gilt auch für Vervielfältigungen, Übersetzungen, Mikroverfilmung und für die Verarbeitung mit elektronischen und digitalen Systemen.

© 2022, 2024 Eugen Ulmer KG
Wollgrasweg 41, 70599 Stuttgart (Hohenheim)
E-Mail: info@ulmer.de
Internet: www.ulmer-verlag.de
Lektorat: Ursula Klocker, München
Herstellung: Feliza K.-von Beckerath, Oy-Mittelberg
Druck und Bindung: AZ Druck und Datentechnik, Kempten
Printed in Germany

FSC www.fsc.org MIX Papier | Fördert gute Waldnutzung FSC® C008457

ISBN 978-3-8186-2416-3

Schnelle Hilfe für unterwegs

Symptome	Anwendungen
Ängste & Schock	2–3 Tropfen Lavendel fein (TOP 1), Neroli 10 %, Angelikawurzel oder Zeder zum Schnuppern auf ein Taschentuch geben. Gesicht mit Orangenblütenwasser einsprühen.
Übelkeit / Magenverstimmung	1 Tropfen Pfefferminze (TOP 3) oder Zitrone (TOP 4) zum Schnuppern auf ein Taschentuch geben. 1 Tropfen Pfefferminze (TOP 3) oder Angelikawurzel vom Handrücken schlecken.
Hustenreiz	1 Tropfen Benzoe Siam, Cistrose, Zeder oder Ingwer zum Schnuppern auf ein Taschentuch geben.
Halsschmerzen	1 Tropfen Zitrone (TOP 4) oder Lorbeerblätter (TOP 5) auf 1 TL Honig geben und im Mund zergehen lassen.
Schnupfen	1 Tropfen Manuka (TOP 2) oder Lorbeerblätter (TOP 5) auf ein Taschentuch geben und schnuppern.
Kopfweh	1 Tropfen Pfefferminze (TOP 3) auf Fingerspitze geben und die Schläfen damit sanft massieren. Zusätzlich hilft der Duft von Basilikum oder Melisse.
Nasenbluten	1 Tropfen Cistrose auf ein Taschentuch geben und vorsichtig in die Nasenöffnung stecken.
Schnitt- & Schürfwunden	1–3 Tropfen Lavendel fein (TOP 1) oder Manuka (TOP 2) pur auftragen.
Wunden, blutend	1–2 Tropfen Cistrose oder Immortelle pur auftropfen.
Prellungen & blaue Flecken	1–3 Tropfen Immortelle pur auf die betroffenen Körperstellen auftragen.
Verbrennungen	1–3 Tropfen Lavendel fein (TOP 1) pur auftropfen.
Zahnschmerzen	1 Tropfen Pfefferminze (TOP 3) oder Nelkenknospe auf die betroffene Stelle im Mund auftragen.
Insektenstiche	1–2 Tropfen Lavendel fein (TOP 1), Pfefferminze (TOP 3) oder Teebaum pur auftragen.
Zeckenbisse	Kein Öl auftragen, bis Zecke vollständig entfernt ist! Anschließend 1 Tropfen Nelkenknospe auftupfen.

➤ Die **Top 5** Reiseöle werden dir ab S. 16 genauer vorgestellt.

PRIMAVERA®

KRAFTKONZENTRATE
DER NATUR

NEU

Rezepturen für den
Alltag und mehr Infos

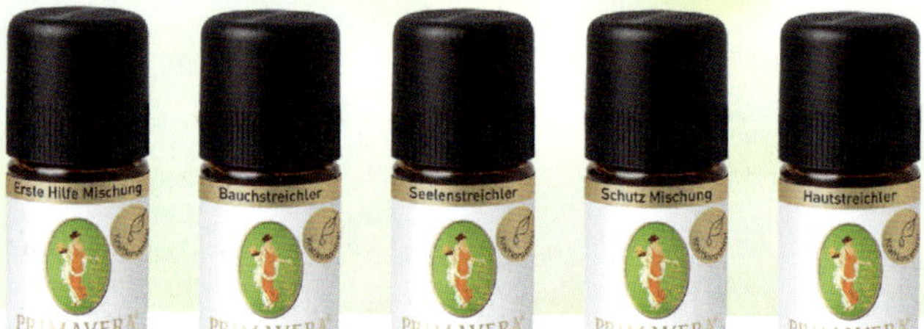

AROMATHERAPIE FÜR GESUNDHEIT UND WOHLBEFINDEN

Die wirksamen Mischungen aus naturreinen ätherischen Ölen ergänzen die Haus- & Reiseapotheke ideal.

VEGAN BIO

www.primaveralife.com